DR. MED. RAMON MARTINEZ

Das Cholesterin-Buch

So senke ich meine Blutfettwerte

Neueste Therapien – gesicherte Maßnahmen

2. Auflage

humboldt

WIE SIE DIESES BUCH AM BESTEN NUTZEN

Liebe Leserin, lieber Leser,

dieses Buch beschreibt eine Vielzahl an Maßnahmen, mit denen Sie Ihre Blutfette nachhaltig senken und gleichzeitig Ihren allgemeinen Gesundheitszustand erheblich verbessern können – damit steigern Sie innerhalb kurzer Zeit Ihr Wohlbefinden und Ihre Leistungsfähigkeit, denn die beschriebenen Umstellungen der Ernährung und des Lebensstils bewirken in Ihrem Organismus tiefgreifende Veränderungen, die viele gesundheitliche Aspekte positiv beeinflussen.

Ich freue mich, wenn Sie nach der Lektüre dieses Buches voller Elan in die neue Lebensphase eintreten. Bedenken Sie aber bitte: Alles auf einmal zu ändern, wird nur selten gelingen. Deshalb ist es sinnvoller, wenn Sie mit einem Thema beginnen, das Ihnen leichtfällt. Dann sind Sie motiviert, werden Erfolg haben und wagen sich auch an andere Bereiche, die Ihnen zuerst schwieriger erschienen. Ich empfehle Ihnen daher, dass Sie zunächst mit *einer* Änderung beginnen, etwa mit der Gewichtsreduktion oder mit einem Bewegungsprogramm. Nach einiger Zeit können Sie dann weitere Maßnahmen hinzufügen.

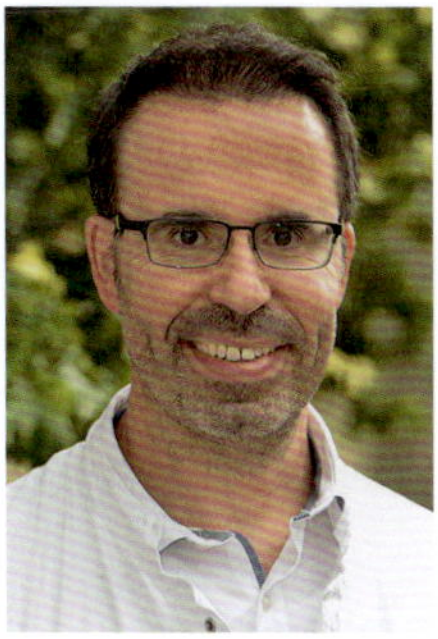

Indem Sie das Buch mehrmals durchlesen, erhalten Sie immer neue Impulse, die sich gut in Ihr Leben integrieren lassen, sodass Sie nach und nach über ein großes Repertoire verfügen, das Ihre Blutfette, aber auch Ihr gesamtes Wohlbefinden günstig beeinflusst.

Möge dieses Buch dazu beitragen, Ihre Gesundheit und Ihr Wohlbefinden zu verbessern! Auf dem Weg in ein gesundes Leben wünsche ich Ihnen viel Freude und Erfolgserlebnisse!

Ihr
Dr. med. Ramon Martinez

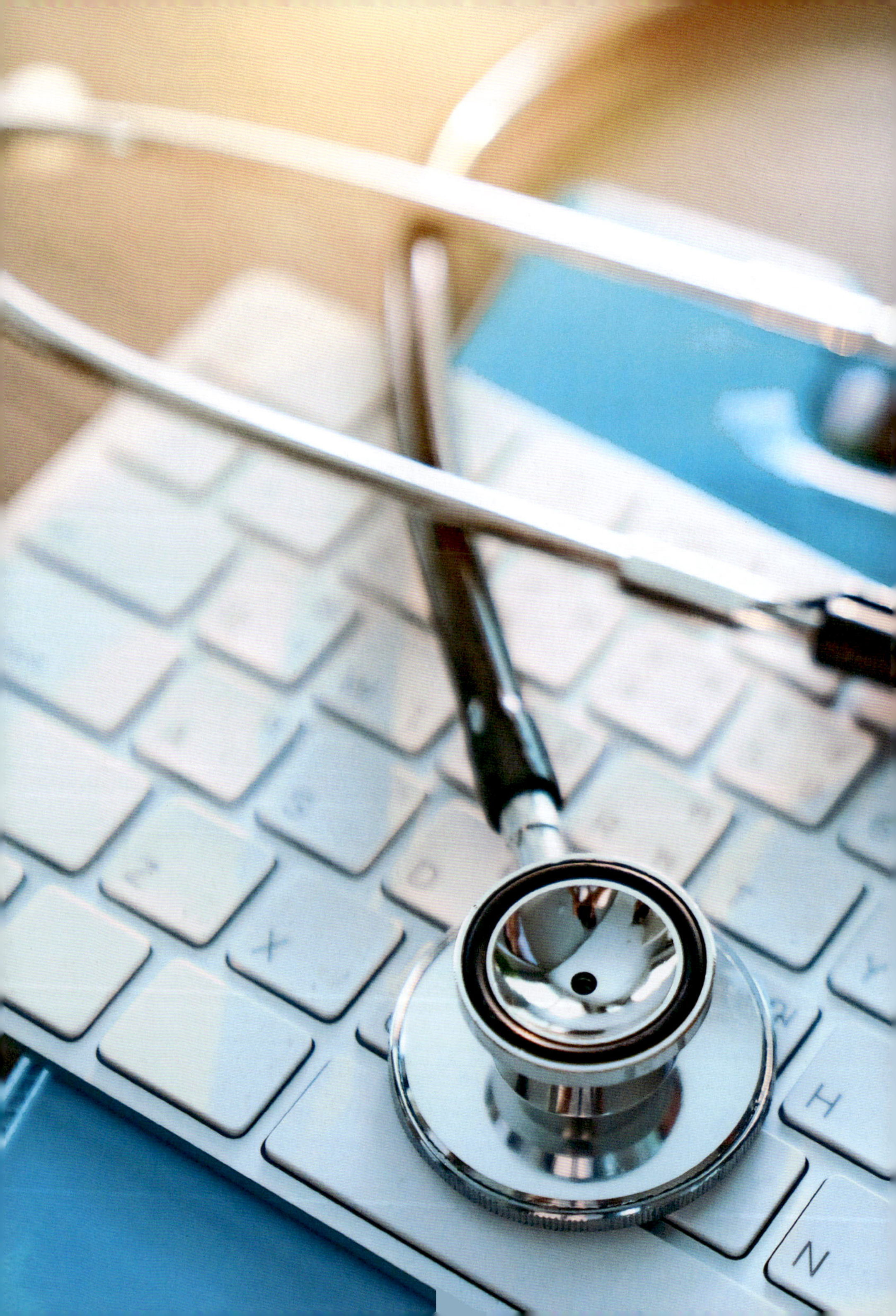

WAS SIE ÜBER CHOLESTERIN WISSEN SOLLTEN

Cholesterin ist für unseren Körper lebenswichtig. Zum Problem wird es, wenn wir zu viel davon im Blut haben. Dann kann es die Gefäße verstopfen und die Gefäßwände schädigen, was im schlimmsten Fall zu einem Herzinfarkt oder Schlaganfall führen kann. Was ist Cholesterin, wie gehen Sie am besten mit hohen Werten um und mit welchen Maßnahmen können Sie sie wirksam senken? Antworten dazu erhalten Sie in diesem Kapitel.

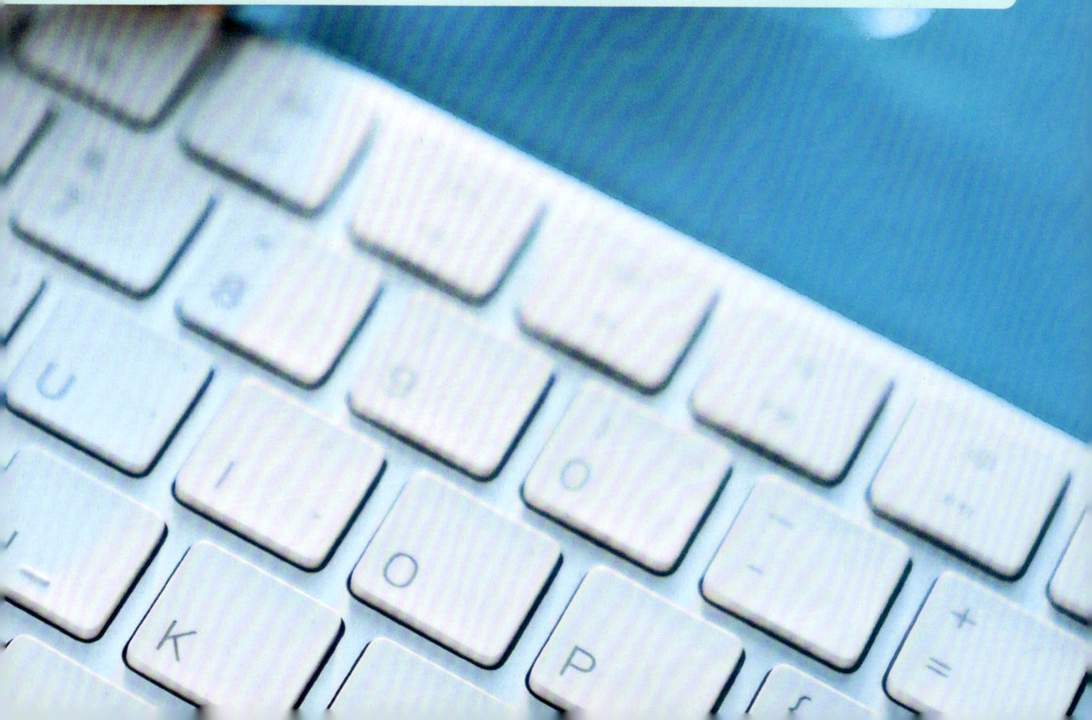

Cholesterin – was ist das?

!

Cholesterin misst man in mg/dl, also Milligramm pro Deziliter oder, in Deutschland unüblicher, in Millimol pro Liter, mmol/l.

Cholesterin ist ein Blutfett. Es erfüllt im Organismus so wichtige Funktionen, dass es unser Körper sogar selbst herstellt, um nicht auf die Zufuhr mit der Nahrung allein angewiesen zu sein: Drei Viertel des gesamten Cholesterins bildet er in der Leber und in der Darmschleimhaut. Der Rest gelangt über die Nahrung in unseren Körper. Cholesterin ist für die Funktion der Außenhaut der Zellen, der Zellmembranen, unabdingbar. Darüber hinaus ist es zur Herstellung unterschiedlicher Hormone wie Östrogen und Testosteron notwendig sowie für die Bildung von Gallensäuren, die für die Verdauung unverzichtbar sind.

Aufgaben von Cholesterin

- Cholesterin ist ein notwendiger Bauteil von Körperzellen.
- Cholesterin ist ein wesentliches Reparaturmolekül von geschädigten Zellwänden.
- Cholesterin wird zur Produktion von Gallensäuren benötigt und als solche ausgeschieden.
- Cholesterin ist die Grundsubstanz der weiblichen und männlichen Geschlechtshormone.

Problematisch wird es allerdings, wenn die Cholesterinmenge im Blut zu hoch liegt – und das tut sie bei vielen von uns: Etwa ein Drittel der Bevölkerung zwischen 18 und 79 Jahren hat laut der Deutschen Gesellschaft für Ernährung einen erhöhten Cholesterinspiegel im Blut. Und wenn die Konzentration dieser Blutfette über einen langen Zeitraum zu hoch ist, drohen gefährliche Konsequenzen. Ein hoher Cholesterinspiegel gehört zu den Hauptrisiken für Herzerkrankungen und Schlaganfälle, denen jedes Jahr in Deutschland mehr als 350.000 Menschen zum Opfer fallen. Den Cholesterinspiegel zu senken, lohnt sich also: Über 80 % aller Herzinfarkte und Schlaganfälle könnten vermieden werden, wenn alle aktuellen medizinischen Erkenntnisse im Alltag angewandt würden. Eine Chance, von der jeder profitiert, der sich entsprechend informiert und diese Erkenntnisse für sich nutzt – auch Sie!

Ich zeige Ihnen in meinem Buch Schritt für Schritt, wie Sie nach und nach einen erhöhten Cholesterinspiegel und zusätzliche Risikofaktoren beseitigen, die zu Herzerkrankungen führen können. Das dazu notwendige Rüstzeug bekommen Sie aus meiner Sicht des praktisch tätigen Mediziners: Meine Erfahrungen und Einschätzungen gehen in alle Empfehlungen ein.

Cholesterin senken – so funktioniert es

Jeder kann allein durch seinen Lebensstil wesentlich dazu beitragen, einen überhöhten Cholesterinspiegel zu senken, und dadurch sein Risiko zu erkranken deutlich verringern. Leider wird die Wirkung dieser nicht-medikamentösen Maßnahmen immer noch unterschätzt! Selbst bei hoher genetischer Veranlagung u. a. für Herzinfarkte konnte in einer Untersuchung aus dem Jahr 2016, bei der über 55.000 Teilnehmer eingeschlossen wurden, das Auftreten dieser Erkrankungen schon mit relativ einfachen Maßnahmen eines gesunden Lebensstils nahezu halbiert werden. Es existieren fundierte Daten, die bestätigen, dass über 80 % aller Herzinfarkte und Schlaganfälle mit geeigneten Maßnahmen, die jeder ergreifen kann, vermeidbar wären.

!

Über 80 % aller Herzinfarkte und Schlaganfälle wären mit Maßnahmen, die jeder ergreifen kann, vermeidbar.

Was bringt die Cholesterinsenkung für meine Gesundheit?
Allgemein gesprochen, lassen sich durch eine konsequente Senkung der Blutfette etwa 35 % aller Herzinfarkte und rund 33 % aller Schlaganfälle vermeiden. Die Europäische Gesellschaft für Kardiologie (ESC) und die Europäische Arteriosklerose Gesellschaft (EAS), also wissenschaftlich sehr fundierte Quellen, gehen davon aus, dass sich durch eine entsprechende Lebensweise 80 % der Herz-Kreislauf-Erkrankungen und 40 % der Krebserkrankungen vermeiden lassen. Eine Senkung des LDL-Cholesterins um 40 mg/dl vermindert Herzinfarkte und Sterblichkeit um 20 %. Das sind Werte, die es lohnend erscheinen lassen, sich mit dieser Thematik zu befassen.

Der lange Weg zu gesicherten Therapieempfehlungen

Auf das Cholesterin als Krankheitsfaktor stießen Forscher in den 1960er-Jahren. Sie beobachteten, dass sich das Spektrum an Krankheiten unter dem zunehmenden Wohlstand erheblich wandelte und Infektionserkrankungen als Folgen von schlechter Hygiene und Mangelernährung zurückgedrängt wurden. An ihre Stelle traten nun Krankheiten des Herz-Kreislauf-Systems, allen voran Herzinfarkte, die bald als „Epidemie des 20. und 21. Jahrhunderts“ bezeichnet wurden. Forscher begannen dieses Phänomen zu untersuchen und stießen dabei auf einen Zusammenhang zwischen Herzinfarkten und hohem Cholesterin. Diese Entdeckung verbreitete sich in der Bevölkerung sehr rasch – und ebenso rasant mögliche Gegenmaßnahmen. Es ist seither eine unüberschaubare Fülle an Daten und Studien zum Cholesterin zusammengekommen. Diese Vielzahl an Informationen hat häufig zu Missverständnissen und teilweise zu einer einseitigen Betrachtung geführt.

Zunächst wurde versucht, dem Problem des Cholesterins mit Hilfe der Ernährung beizukommen, später mittels Medikamenten. Diese waren zunächst in ihrer Wirkung nicht sehr effektiv, bis 1987 eine neue Klasse cholesterinsenkender Medikamente auf den Markt kam, die sogenannten Statine. Sie ermöglichten eine Senkung der Cholesterinwerte, wie sie bis dahin undenkbar war.

Mit dem zu dieser Zeit noch relativ beschränkten Wissen darüber, wer von einer solchen Medikation profitiert, breiteten sich diese Substanzen rasant aus, und die nicht-medikamentösen Maßnahmen gerieten in den Hintergrund. Zu Unrecht wurde den Medikamenten mehr Bedeutung beigemessen als einer gesunden Lebensführung. Dabei wurden zum einen die Nebenwirkungen der Statine vernachlässigt. Zum anderen bewirkt eine vernünftige Änderung des Lebensstils nicht nur die Cholesterinsenkung, sondern eine Vielzahl weiterer Effekte: Das reicht von Blutdrucknormalisierung, Gewichtssenkung, Erhöhung des günstigen HDL-Cholesterins bis hin zur Vermeidung eines Diabetes Typ 2. Ein gesunder Lebensstil bringt also in der Summe einen enormen Gesundheitsgewinn, der weit über die isolierte Cholesterinsenkung hinausgeht.

Inzwischen hat sich die Einsicht durchgesetzt, dass Cholesterin nicht für sich allein betrachtet werden sollte. Die weiteren Risikofaktoren für Herz-Kreislauf-Erkrankungen, also Blutdruck, Raucherstatus, Diabetes Typ 2 oder nicht, müssen mit dem Cholesterin berücksichtigt werden. Darauf gehe ich später noch im Detail ein. Vorab aber sollten Sie sich schon merken, dass nicht ein einziger Cholesterinwert als normal angesehen werden kann, sondern dass Cholesterin bei dem einen Patienten noch als „in Ordnung" gelten kann, während derselbe Wert bei einem anderen Patienten als „behandlungsbedürftig" eingestuft werden muss – je nach Begleit-Risikofaktoren und nach den gegebenenfalls vorliegenden Erkrankungen.

> !
>
> Inzwischen hat sich die Einsicht durchgesetzt, dass Cholesterin nicht für sich allein betrachtet werden sollte.

Bei sehr vielen Menschen genügen die Maßnahmen, die ich Ihnen zeige, um das Cholesterin ausreichend zu senken, während andere unter Umständen zusätzlich Medikamente einnehmen müssen. Trotzdem sollten die nicht-medikamentösen Maßnahmen immer (!) die Grundlage der Behandlung bilden und auch im Fall einer medikamentösen Therapie intensiv fortgeführt werden. Für Ihren Organismus ist nämlich auch eine niedrigere Medikamentendosis ein Gewinn.

Cholesterinforschung – spannend wie ein Krimi

!

Cholesterin kann man schon seit 1934 messen, als Krankheitsfaktor wurde es aber erst in den 1960er-Jahren bekannt.

Die Voraussetzungen, um einen Zusammenhang zwischen Cholesterinspiegel und Herzinfarkten herzustellen, waren bereits seit 1934 gegeben, als sich das Cholesterin im Blut zuverlässig bestimmen ließ. Herzinfarkte konnten seit 1918 mittels Elektrokardiogramm (EKG) zumindest in vielen Fällen diagnostiziert werden.

Ende der 1940er-Jahre rückten in den industrialisierten Ländern, allen voran in den USA, Erkrankungen aufgrund von Arteriosklerose, landläufig Arterienverkalkung genannt, an die Spitze der Todesursachen. Ohne direkten ersichtlichen Grund verbreitete sich vor allem der Herzinfarkt in Windeseile. Es begann die fieberhafte Suche nach der Ursache für diesen „Killer Nummer 1".

Viele der heutigen Erkenntnisse verdanken wir einer amerikanischen Kleinstadt namens Framingham, in der 1948 eine groß angelegte Studie begonnen wurde. 5209 Einwohner beteiligten sich daran, die Ursache für die hohe Zahl an Herz-Kreislauf-Erkrankungen in den USA zu ergründen. Da die Auswirkungen verschiedener Lebensumstände auf die Gesundheit oft erst nach vielen Jahren und sogar Jahrzehnten zum Vorschein kommen, werden bis heute Daten aus dieser Bevölkerung gesammelt. 1971 wurden die Kinder der ersten Probanden in die Studie mit einbezogen (5124); sie verlief also über zwei Generationen.

Erkenntnis 1: Ein niedrigerer Cholesterinspiegel wirkt sich positiv auf Herzinfarktrisiko und Lebenserwartung aus

In der Auswertung nach einer Zeitspanne von 30 Jahren lag die Sterblichkeit bei den unter 50-Jährigen umso niedriger, je niedriger der Cholesterinspiegel war. Ein um 10 mg/dl höherer Cholesterinspiegel erhöhte die Sterblichkeit um 5 % und das Risiko einer tödlichen Herzerkrankung um 9 %. Eine relativ geringe Senkung des Cholesterins wirkte sich schon deutlich auf das persönliche Herzinfarktrisiko und auf die Lebenserwartung aus.

Aber nicht alle Resultate passten so gut zur Lehrmeinung über das Cholesterin. So war bei den über 50-Jährigen kein solcher Zusammenhang mehr zu erkennen. Das muss aber nicht zwangsläufig bedeuten, dass ein erhöhter Cholesterinspiegel bei den über 50-Jährigen nicht mehr das Risiko für Herzinfarkte erhöht. Möglicherweise gehen bestimmte schwere Krankheiten wie Krebs, der oft zur Auszehrung der Patienten führt, mit einem niedrigen Cholesterinspiegel einher. So könnten sich in der Gruppe der Menschen mit niedrigem Cholesterinspiegel mehr Schwerkranke befinden als in der Gruppe mit höherem Cholesterinspiegel. Das könnte den schützenden Effekt eines niedrigen Cholesterinspiegels auf das Herz-Kreislauf-System aufheben.

Diese und andere Daten, die Anlass zur Kritik seitens der Cholesterinzweifler gaben, wurden in der Öffentlichkeit tatsächlich kaum diskutiert. Veröffentlicht wurden zumeist Deutungen, die in das damals geltende wissenschaftliche Bild passten. Fest steht, dass die Framingham-Studie Fragen offen ließ und sie in der Öffentlichkeit zum Teil einseitig als Beleg für die schädliche Wirkung des Cholesterins aufgeführt wurde, ohne wirklich alle Resultate zu würdigen. Erst weitere Studien brachten mehr Licht in diesen Sachverhalt. Eine spätere Analyse der Framingham-Studie aus dem Jahr 1993 offenbarte zwar für 40- bis 60-Jährige einen positiven Zusammenhang zwischen Cholesterinspiegel und dem Risiko, an einer Herzerkrankung zu sterben, nicht aber

!

Die Framingham-Studie zeigte, dass mit ansteigendem Cholesterinspiegel Herzinfarkte häufiger auftreten – aber nicht, dass eine Senkung des Cholesterinspiegels die Lebenserwartung erhöht.

für über 70-Jährige. Wohlgemerkt sprechen wir hier vom Gesamtsterberisiko, denn das Herzinfarktrisiko nahm auch hier mit ansteigendem Cholesterinspiegel merklich zu, nicht jedoch die Gesamtsterblichkeit. Während die Framingham-Studie also zeigte, dass mit ansteigendem Cholesterinspiegel Herzinfarkte häufiger auftreten, wurde an dieser Stelle nicht bewiesen, dass eine Senkung des Cholesterinspiegels die Lebenserwartung erhöht.

Erkenntnis 2: Das richtige Fett senkt das Herzinfarktrisiko

Ancel Keys, einer der bekanntesten Pioniere in der Cholesterinforschung, leitete ab 1958 eine bedeutende Untersuchung, bei der die Häufigkeit von Herzkrankheiten in sieben verschiedenen Ländern erfasst und mit dem Cholesterinspiegel sowie den Ernährungsgewohnheiten der Bevölkerung in Zusammenhang gebracht wurde. In dieser „7-Country-Study“ wurden 12.763 Männer aus den USA, Italien, Griechenland, Japan, Finnland, Serbien und den Niederlanden untersucht und beobachtet. Die Unterschiede zwischen den sieben Ländern waren verblüffend: Als Land mit der höchsten Sterblichkeit am Herzinfarkt stellte sich Finnland mit 972 Infarkten pro 10.000 Personen heraus. Das war achtmal mehr als in Griechenland, das mit 120 pro 10.000 Personen das geringste Risiko zeigte.

Was war der Grund für diese erstaunlichen Unterschiede? Zu dieser Zeit, und noch lange danach, galt ein hoher Fettkonsum allgemein als schädlich. Es überraschte zunächst, dass die Fettmenge, die im Durchschnitt täglich verzehrt wurde, für Griechenland und Finnland etwa gleich hoch lag, nämlich bei ca. 40 % der täglichen Kalorienmenge. Die Lösung für diesen scheinbaren Widerspruch lag nicht in der Fettmenge, sondern in der Fettart! Die Griechen bevorzugten einfach ungesättigte Fette, vor allem aus Olivenöl. Diese machten 29 % der Fettmenge aus. Dagegen lag die Menge an gesättigten Fetten bei nur 8 %. In Finnland wurden überwiegend gesättigte Fette (22 %) und nur wenig ungesättigte (14 %) verzehrt – ein wichtiger früher Hinweis darauf, dass nicht die Fettmenge, sondern ihre Zusammensetzung über kranke oder gesunde Arterien entscheidet. Tatsächlich weisen die einfach ungesättigten Fette aus Olivenöl einen schützenden Effekt auf. Diese Beobachtung führte übrigens zur Popularität der mediterranen Kost (siehe auch Seite 70).

Schon zu diesem Zeitpunkt – also vor über 50 Jahren – fanden sich Hinweise auf den Zusammenhang zwischen erhöhtem Cholesterinspiegel und Herzinfarkt, aber keine sicheren Beweise, denn zu viele andere Faktoren könnten diese Ergebnisse verursacht haben.

!

1958 gab es erste Hinweise darauf, dass nicht die Fettmenge, sondern ihre Zusammensetzung über kranke oder gesunde Arterien entscheidet.

Erkenntnis 3: Eine Cholesterinsenkung mittels Ernährungsumstellung reduziert das Herzinfarktrisiko

Der nächste Schritt erschien logisch: Wenn auf der einen Seite zu viel Cholesterin Herzinfarkte verursachte, müsste auf der anderen Seite eine Senkung des Cholesterins das Herzinfarktrisiko vermindern. Wenn außerdem eine Studie nachweist, dass eine bestimmte cholesterinsenkende Ernährung die Sterblichkeit reduziert, wäre damit der Durchbruch erreicht. Zu diesem Zweck wurde 1959 den Patienten zweier finnischer Krankenhäuser eine cholesterinsenkende Diät mit einem niedrigen Anteil an gesättigten Fetten und Cholesterin sowie einem relativ hohen Anteil an mehrfach ungesättigten Fetten verabreicht. Die Patienten im zweiten Krankenhaus erhielten die dort übliche Kost. Nach sechs Jahren wurde in beiden Krankenhäusern die Kost getauscht. Es zeigte sich, dass unter der cholesterinsenkenden Kost erwartungsgemäß der Cholesterinspiegel der Patienten merklich abfiel. Was noch wichtiger war: Es ergaben sich auch Hinweise darauf, dass unter der cholesterinsenkenden Diät weniger Herzerkrankungen auftraten, was der damals noch jungen Cholesterinhypothese als Ursache von Herzinfarkten einen ziemlichen Auftrieb gab.

Um eindeutig zu beweisen, dass eine Cholesterinsenkung mittels Ernährungsumstellung das Herzinfarktrisiko reduziert, wäre eine groß angelegte Untersuchung mit einer großen Personenzahl notwendig gewesen. Das erschien dem britischen National Heart & Lung Institute (NHLI) als zu teuer und schwer durchführbar. Stattdessen wurde die „Multiple Risk Factor Intervention Trial Study" (MRFIT-Studie) in den USA realisiert: 1972 wurden 85.773 Männer untersucht; anhand der Risikofaktoren Cholesterin, Blutdruck und Rauchen wurden 15 % der Männer (= 12.866) mit dem höchsten Risiko, einen Herzinfarkt zu erleiden, für die Studie ausgewählt. Die Teilnehmer im Alter von 35 bis 57 Jahren wurden nach dem Zufallsprinzip in zwei gleich große Gruppen eingeteilt. Die erste erhielt ein spezielles Gesundheitsprogramm: eine cholesterinsenkende Diät, kein Nikotin, zusätzlich wurde der Blutdruck konsequent behandelt. Der zweiten Hälfte der Teilnehmer wurde keine dieser Maßnahmen zuteil. Nach sieben Jahren prüften die Wissenschaftler, wie viele Menschen in jeder Gruppe an einer Erkrankung der Herzkranzgefäße verstorben waren. Mit Behandlung lag die Sterblichkeit bei 17,9 von 1000, ohne die genannte Behandlung mit 19,3 pro 1000 höher. Doch überraschenderweise fiel das Ergebnis bei Betrachtung der Gesamtsterblichkeit ganz anders aus: Sie lag bei 41,2 pro 1000 in der Behandlungsgruppe gegenüber 40,4 pro 1000 in der Vergleichsgruppe. Was die Herzinfarktsterblichkeit angeht, blieb das Ergebnis deutlich unter den Erwartungen, aber das Resultat der Gesamtsterblichkeit enttäuschte ohne Zweifel.

Letztlich hinterließ die Studie anstelle der erhofften Bestätigung weiterhin viel Spielraum für Spekulationen zugunsten und auch gegen die Bedeutung des Cholesterins. Nicht nur in Amerika, auch in Deutschland wurden große Anstrengungen unternommen, um das Rätsel des Herzinfarkts zu entschlüsseln. In den 1970er-Jahren startete die aufsehenerregende deutsche „Prospective Cardiovascular Munster Study" (PROCAM-Studie). Ab dem

Jahr 1978 wurden für diese Studie 50.000 Teilnehmer – 31.376 Männer und 18.624 Frauen – im Alter von 16 bis 65 Jahren rekrutiert.

Erkenntnis 4: Es reicht nicht, nur das Gesamtcholesterin oder das LDL-Cholesterin zu senken

Als wichtige Ergebnisse stellten sich mehrere beeinflussbare Risikofaktoren für Herzinfarkte heraus: das „böse" LDL-Cholesterin sowie die Triglyceride, also die Neutralfette, die bis dahin, teilweise auch noch heute, wenig Beachtung gefunden hatten. Ebenso bestätigten sich Rauchen, Bluthochdruck und Diabetes Typ 2 als Risikofaktoren. Ein hohes HDL-Cholesterin ließ das Herzinfarktrisiko sinken, eine wichtige Erkenntnis, die vielfach bestätigt wurde. Schon an dieser Stelle wurde deutlich, dass es nicht reicht, nur das Gesamtcholesterin oder das LDL-Cholesterin zu senken, sondern auch die Triglyceride und das HDL-Cholesterin. Bei niedrigem Cholesterinspiegel sollte, so glaubte man, die Lebenserwartung besonders hoch liegen – die Wirklichkeit zeigte etwas anderes: Bei einem niedrigen Anfangscholesterinspiegel wurde eine höhere Sterblichkeit beobachtet. Bei näherer Betrachtung war dies auf eine bei Rauchern beobachtete höhere Krebsrate mit niedrigem Cholesterinspiegel zurückzuführen. Da nach über zehn Jahren Beobachtungsdauer ein solcher Zusammenhang nicht mehr vorhanden war, sprechen die Daten dafür, dass eine vorbestehende, noch nicht festgestellte Krebserkrankung in der Gruppe der Raucher einen niedrigeren Cholesterinspiegel bewirkt hatte. Wäre der niedrige Cholesterinspiegel die Ursache für die höhere Zahl an Krebserkrankungen, müsste sich dieser Zusammenhang auch nach zehn Jahren abzeichnen, dann sogar besonders stark, was jedoch nicht der Fall war.

> **!**
> Erst in den 1970er-Jahren war klar: Ein hohes HDL-Cholesterin lässt das Herzinfarktrisiko sinken, eine wichtige Erkenntnis, die vielfach bestätigt wurde.

Fazit: Der Zusammenhang zwischen Cholesterin und Herzinfarkt ist nicht so einfach wie oft dargestellt. Es genügt nicht, dass der Cholesterinspiegel mit einem Medikament sinkt, denn damit wird nicht automatisch auch das Risiko für Herzinfarkte reduziert oder gar die Lebenserwartung gesteigert. Wir werden sehen, dass auch nicht alle Medikamente, die den Cholesterinspiegel senken, ein geringeres Risiko oder eine höhere Lebenserwartung erzielen – und wie wichtig es ist, dass Sie selbst aktiv etwas an Ihren Lebensgewohnheiten ändern.

LDL, HDL und Co.

Sie wissen nun, dass eine Erhöhung oder Senkung des Cholesterinspiegels mit der Art des Fettes zusammenhängt, das wir zu uns nehmen. Nun wird es Zeit, dass wir uns die unterschiedlichen Fette genauer anschauen. Dazu wird es erst einmal etwas chemisch, aber keine Angst, es bleibt einfach und verständlich.

Wichtige Fachausdrücke

- HDL-Cholesterin (high density lipoproteins) = Lipoproteine mit hoher Dichte = gutes Cholesterin
- LDL-Cholesterin (low density lipoproteins) = Lipoproteine mit geringer Dichte = schädliches Cholesterin
- VLDL (very low density lipoprotein) = Lipoproteine mit besonders niedriger Dichte
- IDL-Cholesterin = (intermediate density lipoprotein) = Lipoproteine mit relativ viel Cholesterin und Triglyceriden
- Triglyceride = Neutralfette

Fette und Cholesterin sind nicht wasserlöslich und würden sich in reiner Form daher auch nicht im Blut auflösen. Damit diese Stoffe trotzdem im Blut transportiert werden können, ohne zu verklumpen, werden sie mit sogenannten Lipoproteinen verpackt. Das „low density lipoprotein“ (LDL), ein relativ leichtes und kleines Lipoprotein, bildet die schädliche Cholesterinform, denn sie gelangt relativ leicht in die Gefäßwand und führt dort zu Ablagerungen. Das „high density lipoprotein“ (HDL) verkörpert die „gute“ Cholesterinvariante und vermag Cholesterin zu binden und unschädlich zu machen. Vom HDL sind drei Untergruppen bekannt, von denen das HDL-2 die beste schützende Wirkung aufweist. Zu den Lipoproteinen zählen neben den bekannten LDL und HDL noch weitere, die alle die Aufgabe haben, Cholesterin und Fett im Blut zu transportieren:

!

„Lipoprotein“ setzt sich zusammen aus „Lipide“ für „Fette“ und „Protein“ für „Eiweiß“.

Chylomikrone beinhalten mit 90 % den höchsten Anteil an Triglyceriden. Sie transportieren Fette rasch an die verschiedenen

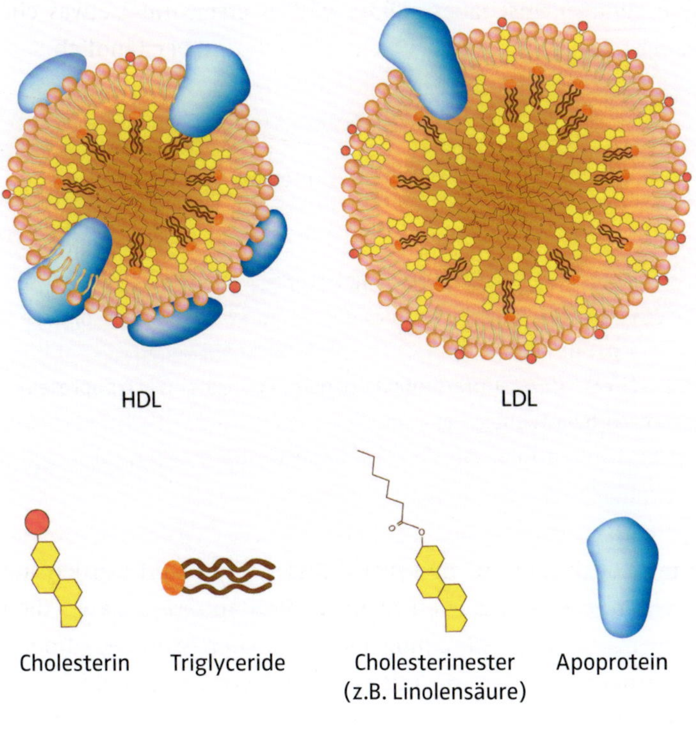

Der chemische Aufbau von HDL und LDL.

Organe, wo die Triglyceride weiter verwertet werden. Da ihr Cholesterinanteil relativ niedrig ist, haben sie nicht dieselbe schädliche Wirkung wie das LDL. Aber auch die Triglyceride sind alles andere als harmlos und dürfen keinesfalls vernachlässigt werden.

Das „very low density lipoprotein“ (VLDL) wird in der Leber gebildet und enthält bedeutende Mengen an Cholesterin und Triglyceriden. Aus ihm kann LDL werden, wenn Triglyceride entzogen werden. Es verbleiben „Reste“, die auch Arterienerkrankungen Vorschub leisten. Das ist vermutlich ein Weg, auf dem die Triglyceride ihre krank machende Wirkung ausüben.

!

Omega-3-Fette (siehe Seite 44) senken die Triglyceride um bis zu 50 %.

Zwischen dem VLDL und dem LDL liegen die intermediären Lipoproteine (IDL für „intermediate density lipoprotein“), die relativ viel Cholesterin und Triglyceride aufweisen. Auch sie erhöhen das Risiko für krankhafte Veränderungen der Arterien und Herzinfarkte.

LDL und HDL selbst können in weitere Untergruppen unterteilt werden. Vor allem die kleineren LDL-Partikel gelten als besonders gefährlich: Eine interessante Entdeckung zeigte, dass es größere LDL-Partikel gibt, die weniger dicht sind, und kleinere mit höherer Dichte. Diese kleineren LDL-Partikel unterscheiden sich auch in der Bedrohung, die von ihnen ausgeht. Vor allem die kleineren der insgesamt sechs Untergruppen von LDL-Partikeln (LDL 5/6) lassen das Risiko für Gefäßerkrankungen dramatisch anwachsen. 70 % der Bevölkerung besitzen überwiegend die größeren und damit weniger gefährlichen LDL-Partikel. Diese werden als „LDL-Phänotyp A“ oder Normaltyp bezeichnet. Viel gefährlicher leben die restlichen 30 %, bei denen die kleinen LDL-Partikel überwiegen, der „LDL-Phänotyp B“. Ihr Risiko für einen Herzinfarkt liegt sogar bei gleichem LDL-Cholesterin dramatisch höher, nämlich fünfmal so hoch wie beim Normaltyp. Damit können also zwei Menschen mit exakt gleichem Wert für das LDL-Cholesterin aufgrund der Größe ihrer LDL-Partikel ein extrem unterschiedliches Risiko für Gefäßerkrankungen haben –

oft ohne es zu ahnen. Die kleinen LDL-Partikel gelangen leichter durch die Gefäßinnenwand, können sich dort ablagern und so die Gefäßerkrankung in Gang setzen.

Da in der Praxis die LDL-Untertypen normalerweise nicht bestimmt werden, kann der Abfall der Triglyceride unter Behandlung als Hinweis für einen Rückgang der kleinen LDL-Partikel angesehen werden. Triglyceride sind also nicht einfach ein „Anhängsel“ beim Lipidprofil, sondern inzwischen aus mehreren Gründen eine relevante Größe: Menschen, bei denen die kleinen LDL-Teile überwiegend vorhanden sind, neigen zum metabolischen Syndrom, einer besonders tückischen Kombination verschiedener Risikofaktoren mit erhöhten Triglyceriden, niedrigem HDL und einer Veranlagung zum Diabetes Typ 2 (siehe Seite 33). Diese Entdeckung bietet Betroffenen eine große Chance, ihr Risiko zu erkennen und auch zu reduzieren.

Wenn Sie die Tipps in diesem Buch beherzigen, können die kleinen LDL-Partikel zugunsten der größeren zurückgedrängt werden.

!

Zwei Menschen mit gleichem LDL-Wert können ein extrem unterschiedliches Risiko für Gefäßerkrankungen haben.

Welche Werte sind normal?

Um sich einen Überblick über Ihre Blutfette (Lipide) zu verschaffen, benötigen Sie die folgenden Blutwerte:

- Gesamtcholesterin (mg/dl)
- LDL-Cholesterin (mg/dl)
- HDL-Cholesterin (mg/dl)
- Triglyceride (mg/dl)

Wenn ein Patient beim Arzt seine „Blutfette“ bestimmen lässt, sind vor allem das Cholesterin und die Triglyceride, also die Neutralfette, gemeint, obwohl das Cholesterin genau genommen gar nicht zu den Fetten gehört. In der Fachsprache wird anstelle von

„Fetten“ daher von „Lipiden“ als Oberbegriff für die Fette und das Cholesterin gesprochen.

Bei vielen Krankheiten gilt das „Alles-oder-nichts-Gesetz“: Jemand hat einen Herzinfarkt, eine Lungenentzündung oder einen Schlaganfall – oder er hat diese Erkrankung nicht. Bei anderen Krankheiten ist das nicht so einfach; die Übergänge sind fließend. Die Frage des Normwertes ist beim Cholesterin, anders als bei anderen medizinischen Größen, nicht mit einer einzigen Zahl zu beantworten. Es geht auch weniger um einen Durchschnittswert, sondern um den Cholesterinwert, der am besten die Gesundheit erhält. Dieser Wert ist aber nicht automatisch die Grenze für eine medikamentöse Behandlung, denn es müssen auch Risiken beachtet werden, die bei keinem Medikament völlig ausgeschlossen werden können. Bevor Sie Ihren Cholesterinspiegel senken, müssen Sie also wissen, ob er in Ihrem Fall überhaupt gesenkt werden muss, und wenn ja, wie weit.

Cholesterindurchschnittswerte in Deutschland (35 bis 65 Jahre)

- Gesamtcholesterin: 240 mg/dl
- LDL: 145 mg/dl
- HDL: 40 mg/dl

Bei Frauen liegen LDL und Gesamtcholesterin bis zum Alter von etwa 45 Jahren niedriger als bei Männern, danach höher. Das HDL liegt bei Frauen um 10 mg/dl höher.

Medizinische Fachgesellschaften sprechen in gewissen Abständen Empfehlungen zu den Cholesterinwerten aus. Diese Empfehlungen ändern sich, sobald neue Erkenntnisse, meistens aufgrund von neuen Studien, hinzukommen und die Leitlinien überarbeitet werden. Heute gilt: Je höher das Risiko eines Menschen, einen Herzinfarkt zu erleiden, desto niedriger sollte sein

Cholesterinwert liegen, und umgekehrt kann bei Personen ohne weitere Risiken für einen Herzinfarkt ein höherer Cholesterinwert zugelassen werden.

Die vier Risikogruppen

Sie haben schon gelesen, dass sich das Gesamtcholesterin grob aus zwei größeren Bestandteilen zusammensetzt, nämlich dem LDL-Cholesterin, dem eigentlichen Übeltäter, der die Arterien beschädigt, und dem HDL-Cholesterin, dem sogenannten guten Cholesterin. Die Aufgabe des HDL-Cholesterins lässt sich mit einem Besen vergleichen, der das LDL-Cholesterin aus den Blutgefäßen entfernt. Das LDL-Cholesterin erhöht also das Risiko, z. B. an Herzinfarkt zu erkranken, das HDL-Cholesterin verringert dieses Risiko. Es ist folglich gut, möglichst wenig LDL-Cholesterin und möglichst viel HDL-Cholesterin im Blut aufzuweisen. Über das persönliche Risiko sagt demzufolge das Gesamtcholesterin weniger aus als das LDL-Cholesterin. Es werden deshalb vier Risikogruppen unterschieden, für die unterschiedliche LDL-Cholesteringrenzwerte gelten.

Wie wird das Cholesterin gemessen?
Meistens wird das LDL-Cholesterin nicht direkt im Labor gemessen, sondern es werden die Triglyceride und das HDL-Cholesterin bestimmt und mittels der sogenannten Friedewald-Formel daraus das LDL-Cholesterin berechnet. Zwar ist diese Berechnung in der Regel ausreichend genau, nicht aber, wenn die Triglyceride über 400 mg/dl liegen. Die Bestimmung kann auch nach dem Essen verfälscht sein (durch sogenannte Chylomikronen, siehe Seite 19).

Zu den entscheidenden Risikofaktoren zählen das Alter, ob jemand raucht oder nicht, der Blutdruck und auch das männliche Geschlecht. Aus diesen Faktoren lässt sich das prozentuale Risiko bestimmen, in den nächsten zehn Jahren eine tödliche Herz-Kreislauf-Krankheit zu erleiden.

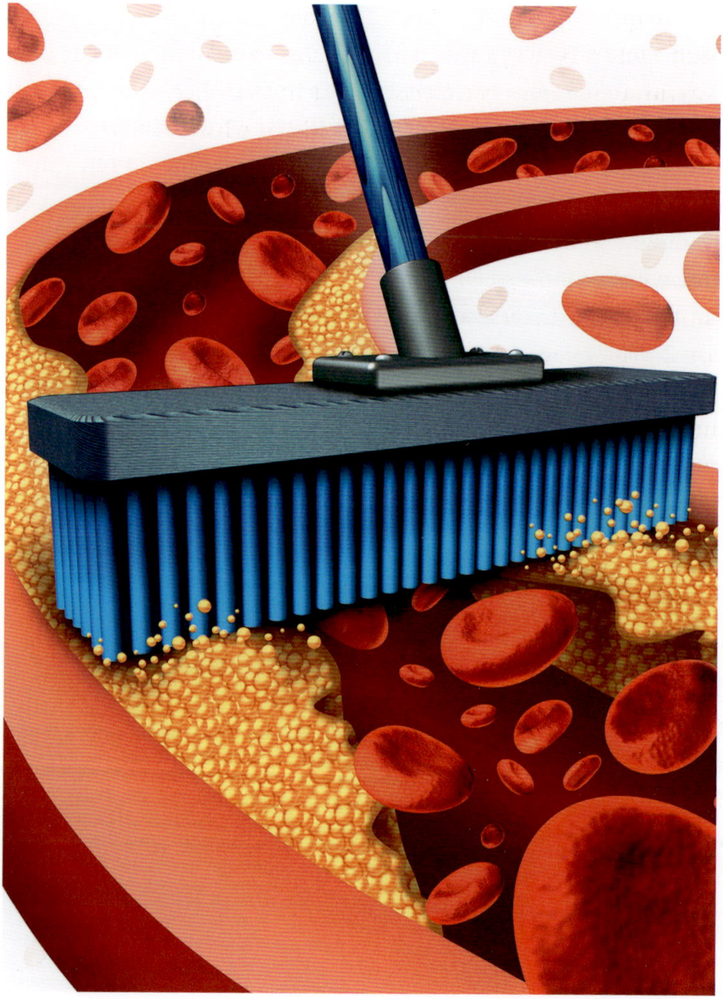

Die Aufgabe des HDL-Cholesterins lässt sich mit einem Besen vergleichen, der das LDL-Cholesterin aus den Blutgefäßen entfernt.

In der Tabelle auf der folgenden Doppelseite wird dieses Risiko für alle möglichen Konstellationen aus den oben genannten Risikofaktoren gezeigt. Für Frauen ist die linke Hälfte, für Männer die rechte relevant. Danach wird davon von Rauchern die rechte Seite, von Nichtrauchern die linke ausgewählt. Anschließend sucht man sich in der Tabelle sein Alter heraus. Als Ergebnis erhält man das passende „Rechteck", das endgültig das Risiko je nach Blutdruckwert (oberer, systolischer Wert) und Gesamtcholesterin angibt. Die betreffende Zahl in dem Rechteck gibt das 10-Jahres-Risiko in Prozent an. Das Risiko wird zusätzlich farbig symbolisiert: Rot steht für höheres, grün für niedriges Risiko, hellere Farben weisen ein geringeres Risiko als dunklere aus.

Dazu zwei Beispiele: Eine 60-jährige Frau, die nicht raucht und einen Blutdruck von systolisch 140 mmHg sowie ein Gesamtcholesterin von 270 mg/dl aufweist, hat ein 10-Jahres-Risiko von 2 % und liegt damit in einem moderaten Bereich. Ein 60-jähriger Mann, der raucht und einen Blutdruck von systolisch 160 mmHg aufweist, liegt bei gleichem Gesamtcholesterin von 270 mg/dl dagegen in einem hohen Risikobereich von 11 %.

Mithilfe dieser Tabelle können Sie auch Ihr Risikoalter bestimmen, d. h. Sie können sehen, welchem Alter Ihr Gefäßrisiko entspricht – verglichen mit einer Person, die optimale Risikofaktoren aufweist. Zum Beispiel weist ein 40-jähriger Raucher mit einem Gesamtcholesterin von 250 mg/dl und einem Blutdruckwert von systolisch 180 mmHg dasselbe Risiko von 2 % auf wie ein 65-jähriger Nichtraucher mit einem Gesamtcholesterin von 140 mg/dl und einem systolischen Blutdruckwert von 120 mmHg. Bildlich gesprochen, entspricht das Risikoalter des 40-Jährigen dem eines 65-Jährigen mit optimalen Risikowerten.

!

Die SCORE-1-Tabelle zeigt das Risiko, in den nächsten zehn Jahren eine tödliche Herz-Kreislauf-Krankheit zu erleiden, für alle möglichen Konstellationen aus den oben genannten Risikofaktoren auf.

SCORE-1-Tabelle: 10-Jahres-Risiko für eine tödliche Herz-Kreislauf-Erkrankung.

FRAUEN

Alter	Systolischer Blutdruck (mmHg)	Nichtraucherinnen 4	5	6	7	8	Raucherinnen 4	5	6	7	8
65	180	4	5	6	6	7	9	9	11	12	14
	160	3	3	4	4	5	6	6	7	8	10
	140	2	2	2	3	3	4	4	5	6	7
	120	1	1	2	2	2	3	3	3	4	4
60	180	3	3	3	4	4	5	5	6	7	8
	160	2	2	2	2	3	3	4	4	5	5
	140	1	1	1	2	2	2	2	3	3	4
	120	1	1	1	1	1	1	2	2	2	3
55	180	1	1	2	2	2	3	3	3	4	4
	160	1	1	1	1	1	2	2	2	3	3
	140	1	1	1	1	1	1	1	1	2	2
	120	0	0	1	1	1	1	1	1	1	1
50	180	1	1	1	1	1	1	1	2	2	2
	160	0	0	1	1	1	1	1	1	1	1
	140	0	0	0	0	0	1	1	1	1	1
	120	0	0	0	0	0	0	0	0	1	1
40	180	0	0	0	0	0	0	0	0	0	0
	160	0	0	0	0	0	0	0	0	0	0
	140	0	0	0	0	0	0	0	0	0	0
	120	0	0	0	0	0	0	0	0	0	0

GESAMTCHOLESTERIN (mmol/l): 4 5 6 7 8 — 150 200 250 300 (mg/dl)

- 15 % und höher
- 10 % – 14 %
- 5 % – 9 %
- 3 % – 4 %
- 2 %
- 1 %
- < 1 %

MÄNNER

ALTER	SYSTOLISCHER BLUTDRUCK (mmHg)	NICHTRAUCHER 4	5	6	7	8	RAUCHER 4	5	6	7	8
65	180	8	9	10	12	14	15	17	20	23	26
	160	5	6	7	8	10	10	12	14	16	19
	140	4	4	5	6	7	7	8	9	11	13
	120	2	3	3	4	5	5	5	6	8	9
60	180	5	6	7	8	9	10	11	13	15	18
	160	3	4	5	5	6	7	8	9	11	13
	140	2	3	3	4	4	5	5	6	7	9
	120	2	2	2	3	3	3	4	4	5	6
55	180	3	4	4	5	6	6	7	8	10	12
	160	2	2	3	3	4	4	5	6	7	8
	140	1	2	2	2	3	3	3	4	5	6
	120	1	1	1	2	2	2	2	3	3	4
50	180	2	2	3	3	4	4	4	5	6	7
	160	1	1	2	2	2	2	3	3	4	5
	140	1	1	1	1	2	2	2	2	3	3
	120	1	1	1	1	1	1	1	2	2	2
40	180	0	1	1	1	1	1	1	1	2	2
	160	0	0	0	1	1	1	1	1	1	1
	140	0	0	0	0	0	0	1	1	1	1
	120	0	0	0	0	0	0	0	0	1	1

GESAMTCHOLESTERIN (mmol/l): 4 5 6 7 8

150 200 250 300 (mg/dl)

Quelle: SCORE, DGK: ESC/EAS Pocket Guidelines, 2016

!

Für die Entscheidung, welche Cholesterinbehandlung erforderlich ist, wird nicht nur das LDL, sondern das gesamte Risikoprofil herangezogen.

Die Risikobestimmung erfolgt vor Therapiebeginn. Je länger das Risikoprofil durch eine Behandlung oder durch die in diesem Buch beschriebenen Maßnahmen in einem besseren Bereich liegt, desto größer ist natürlich die Risikosenkung. Das bedeutet zum Beispiel, dass jemand mit einem hohen Risiko von 19 % nicht sofort auf 4 % abfällt, sobald er sehr gute Blutdruck- und Cholesterinwerte erreicht und aufhört zu rauchen. Je länger der Betreffende aber die verbesserten Werte hält, desto weiter entfernt er sich von den hohen 19 %.

Zusätzlich zu den Risikofaktoren, die in der Tabelle berücksichtigt werden, sind eine Vielzahl weiterer Risikofaktoren bekannt, die das individuelle Risiko mitbestimmen. Dazu zählen Bewegungsmangel, aber auch frühzeitige Herzinfarkte oder andere Gefäßerkrankungen in der Familie erhöhen das Risiko deutlich. Alle diese Umstände müssen sorgfältig mit erwogen werden, wenn Sie mit Ihrem Arzt überlegen, welche Maßnahmen ergriffen werden sollen.

Mithilfe des Risikowerts werden vier Kategorien unterschieden:

1. Sehr hoher Risikobereich

- Hier befinden sich alle Menschen mit einem Risiko von 10 % oder mehr.
- Außerdem automatisch alle, die schon eine Gefäßerkrankung haben, wie einen überstandenen Herzinfarkt, einen Stent, eine Bypass-OP, einen Schlaganfall, eine Gefäßerkrankung im Bereich der Beinarterien, Ablagerungen in den Halsarterien u. Ä.
- Menschen mit Diabetes Typ 2 zählen immer zu dieser Gruppe. Personen mit Diabetes Typ 1, wenn sie diabetesbezogene Komplikationen aufweisen, und ebenfalls Patienten mit einer Nierenerkrankung – entscheidend ist die verbleibende Nierenleistung, die in dieser Gruppe für die GFR (das ist grob gesagt die Filterleistung der Niere) unter 30 mg/min/1,73 qm liegt. Diesen Wert, den sogenannten Kreatinin-Wert, kann der

Hausarzt anhand einer einfachen Blutentnahme berechnen, oder genauer mittels 24-Stunden-Sammelurin.

- Das LDL-Cholesterin in dieser Gruppe sollte unterhalb von 70 mg/dl liegen. Falls Sie zu dieser Hochrisikogruppe gehören, sollten Sie die cholesterinsenkenden Maßnahmen dieses Buchs intensiv nutzen. Darüber hinaus wird jedem mit einem LDL über 70 mg/dl ein Medikament zur Cholesterinsenkung empfohlen. Wenn das LDL ohne Arzneimittel schon unter 70 mg/dl liegt, muss sorgfältig abgewogen werden, ob dennoch mit einem Medikament eine weitere LDL-Senkung angestrebt wird oder nicht. Dies ist eine individuelle Entscheidung, in die alle persönlichen Umstände miteinfließen.

!

Der Zielwert liegt in dieser Gruppe bei unter 70 mg/dl oder mindestens 50 % Senkung, falls der Ausgangswert zwischen 70 mg/dl und 135 mg/dl liegt.

2. Hohes Risiko

- In dieser Gruppe befinden sich alle mit einem 10-Jahres-Wert von 5 % bis unter 10 %.
- Menschen mit einem deutlich erhöhten einzelnen Risikofaktor wie starkem Bluthochdruck gehören ebenfalls dieser Gruppe an.
- Wer in diesem Risikobereich liegt, sollte unbedingt das LDL-Cholesterin durch die nichtmedikamentösen Maßnahmen dieses Buchs senken. Zusätzlich werden Medikamente aufgrund des hohen Risikos schon ab einem LDL über 100 mg/dl empfohlen. Bei einem LDL zwischen 70 mg/dl und 100 mg/dl sind cholesterinsenkende Medikamente nicht unbedingt erforderlich, können aber individuell erwogen werden.

3. Moderater Risikobereich

- Der 10-Jahres-Wert reicht von 1 % bis unter 5 %.
- In diesem Bereich befinden sich viele Menschen mittleren Alters.
- Allgemeine cholesterinsenkende Maßnahmen, wie in diesem Buch empfohlen, werden allen in dieser Gruppe empfohlen.

Cholesterinsenkende Medikamente sind in dieser Gruppe nie zwingend, sie können im Einzelfall ab einem LDL über 100 mg/dl erwogen werden. Je höher das LDL trotz allgemeiner Maßnahmen zur Cholesterinsenkung liegt, umso eher wird die Entscheidung für ein cholesterinsenkendes Medikament fallen, besonders also bei einem LDL über 190 mg/dl.

4. Niedriger Risikobereich

- Das 10-Jahres-Risiko liegt unter 1 %.
- Selbst bei diesem niedrigen Risiko kann das persönliche relativ niedrige Risiko durch die Maßnahmen in diesem Buch weiter gesenkt werden. Sollte das LDL dennoch über 190 mg/dl bleiben, können medikamentöse Maßnahmen individuell erwogen werden.
- Bei LDL-Werten unter 100 mg/dl ist man, bei niedrigem Gesamtrisiko, auf der sicheren Seite. Liegt das LDL zwischen 100 und 190 mg/dl, sollten allgemeine Maßnahmen zur Cholesterinsenkung, wie sie in diesem Buch beschrieben werden, ergriffen werden. Medikamente sind nicht erforderlich.

!

Der Zielbereich für das LDL-Cholesterin wird in dieser Niedrig-Risiko-Gruppe im Falle einer medikamentösen Therapie bei 115 mg/dl angesetzt.

Als Faustregel gilt, dass pro 10 mg/dl HDL mehr das Risiko für Herz-Kreislauf-Erkrankungen um etwa 20 % sinkt, wobei dieser Effekt mit zunehmendem HDL immer geringer wird. Ein hoher HDL-Spiegel von 65 mg/dl senkt das Risiko gegenüber einem niedrigen HDL von 35 mg/dl also um die Hälfte. Ein guter HDL-Wert von 50 mg/dl senkt das Risiko gegenüber einem Wert von 35 mg/dl um ca. 25 % usw.

Zusammenfassend kann man sagen: Je höher das Risiko eines Menschen für einen Herzinfarkt oder eine Erkrankung des Gefäßsystems ist – auch Schlaganfälle oder Verengungen der Hals- oder Beinarterien zählen dazu –, desto niedriger sollte das LDL-Cholesterin sein.

Menschen mit besonders hohem Risiko für die erwähnten Erkrankungen sind besonders diejenigen, die schon einen Herzinfarkt erlitten haben oder eine andere Erkrankung des Gefäßsystems, z. B. Stents oder eine Bypass-OP erhalten haben. Auch alle, die einen Diabetes Typ 2 aufweisen, haben ein besonders hohes Risiko. In dieser Hochrisikogruppe sollten nahezu alle ein cholesterinsenkendes Medikament, in der Regel ein Statin, einnehmen. Da Statine in vielen Studien selbst bei sehr niedrigem LDL-Cholesterin noch das Risiko weiter senken, ist sogar in den seltenen Fällen, wo das LDL ohne Medikamente sehr niedrig steht – das sind in der Praxis nur sehr wenige – eine weitere Cholesterinsenkung mit einem Statin zu erwägen.

Ursachen und Risikofaktoren

Die meisten Fälle einer Erhöhung des Cholesterins bzw. der Triglyceride gehen auf mehrere Faktoren wie Fehlernährung und zu wenig Bewegung zurück, eventuell in Verbindung mit einer Veranlagung. Davon sind Fälle zu unterscheiden, bei denen isolierte genetische Defekte zugrunde liegen.

> **!**
> Einige häufig verordnete Medikamente erhöhen den Cholesterinspiegel, unter anderem Betablocker, Cortison und Entwässerungsmittel.

Angeborene Fettstoffwechselstörungen

Angeborene, genetisch bedingte Störungen des Fettstoffwechsels sind häufiger als oft vermutet: Die familiäre Form der Cholesterinerhöhung, familiäre Hypercholesterinämie (FH) genannt, ist bei etwa vier von 1000 Personen anzutreffen. Bei den meisten Menschen mit hohem Cholesterinspiegel liegt keine solche genetische Störung vor, sondern ein Zusammentreffen aus Lebensstilfaktoren und unspezifischen Veranlagungen, die zwar auch in einer Familie gehäuft beobachtet werden können, allerdings nicht durch isolierte Veränderungen bestimmter Gene verursacht sind. In diesen Fällen können mehrere genetische Konstellationen, die für sich allein wenig bedeutsam sind, in der Summe die Blutfette erhöhen. Die angeborene Störung dagegen kann unterschiedliche Strukturen betreffen, doch in 90 % der Fälle ist der Rezeptor für das LDL betroffen, also quasi die Andockstelle für die LDL-Partikel auf den Zelloberflächen. Etliche dieser Fettstoffwechselstörungen gehen mit einem sehr hohen Risiko für Herzinfarkt und andere Krankheiten des Herz-Kreislauf-Systems einher.

Etwas häufiger ist die sogenannte „familiäre kombinierte Hyperlipoproteinämie“, von der jeder hundertste Mensch betroffen ist. Ihr liegen Veränderungen mehrerer Gene zugrunde, die kombiniert auftreten und die das LDL und die Triglyceride betreffen können.

!

Bei der seltenen familiären Cholesterinerhöhung besteht ein besonders hohes Risiko u. a. für Herzinfarkte. Sie treten bei einem von 250 Menschen auf.

Als Hinweise für eine familiäre Fettstoffwechselstörung gelten besonders hohe Werte für das LDL-Cholesterin über 190 mg/dl und das Auftreten deutlich erhöhter Werte schon in jüngeren Jahren (manchmal schon mit 20), aber auch Herzinfarkte bei jüngeren Familienangehörigen. Gelegentlich lassen sich bei familiären Formen bestimmte Hautveränderungen in Form gelblicher Ablagerungen oft im Bereich der Augenlider und eine ringförmige Struktur an der Augenhornhaut erkennen.

Zwar sind die familiären Fettstoffwechselstörungen deutlich seltener als die anderen Formen, aber Betroffene haben ein besonders hohes Risiko für Herzinfarkt und andere Gefäßerkrankungen. Nicht selten fällt eine familiäre Erhöhung der Blutfette erstmals auf, nachdem es zu einem Herzinfarkt in jüngeren Jahren gekommen ist. Das enorme Risiko zeigt sich darin, dass 90 % der Männer und 40 % der Frauen mit einer familiären Cholesterinerhöhung einen Herzinfarkt vor ihrem 60. Lebensjahr erleiden. Selbst bei gleichem LDL-Cholesterin liegt das Risiko bei FH erheblich über dem einer nicht-familiären Cholesterinerhöhung. Aus diesem Grund ist es sehr wichtig, diese Patienten zu identifizieren. Heute besteht die Möglichkeit einer genetischen Untersuchung, wenn ein begründeter Verdacht vorhanden ist.

Eine ungesunde Lebensweise

Wenn nicht nur ein Risikofaktor, sondern gleich vier Herz und Gefäße bedrohen, wird es ernst. Die Rede ist vom metabolischen Syndrom, das ist ein stoffwechselbedingter Symptomkomplex. Dabei gesellen sich zu einer Fettstoffwechselstörung Übergewicht mit hohem Bauchfettanteil, hoher Blutdruck und Diabetes Typ 2 oder zumindest eine Blutzuckerverwertungsstörung hinzu. Dass diese Erkrankungen häufig zusammen auftreten, ist seit Ende der 1980er-Jahre bekannt. Schätzungen zufolge ist sogar jeder Vierte in Deutschland betroffen, Tendenz steigend. Neben den genannten vier Störungen lassen sich oft ein erhöhter Bauchumfang von mindestens 102 cm bei Männern und 88 cm bei Frauen nachweisen, erhöhte Triglyceride im Blut und niedriges HDL. Gleichzeitig wird oft beobachtet, dass sich bei den LDL-Partikeln der Anteil zu den besonders kleinen und gefährlichen verschiebt.

> **!** Beim metabolischen Syndrom kommen vier Risikofaktoren, die Herz und Gefäße bedrohen, zusammen.

Die Maßnahmen in diesem Buch führen grundsätzlich bei allen Menschen mit metabolischem Syndrom zu einer substanziellen Verbesserung aller Stoffwechselwerte einschließlich der Blutfette und des Blutdrucks. In besonderem Maße profitieren Betroffene von einem Bewegungsprogramm und einer Verminderung des Kohlenhydratanteils – zugunsten gesunder Fettsäuren. Dazu erfahren Sie später noch mehr.

Weitere Erkrankungen

Eine Reihe weiterer Erkrankungen können von erhöhten Blutfetten begleitet werden. Zu diesen Erkrankungen zählen Schilddrüsenunterfunktion, Diabetes Typ 2, bestimmte Nierenerkrankungen oder übermäßiger Alkoholkonsum. Auch etliche Medikamente können das LDL-Cholesterin erhöhen, wie Betablocker, Diuretika (Entwässerungsmittel), Kortison, Medikamente gegen Depressionen oder andere psychische Erkrankungen und auch Hormone wie die „Pille“.

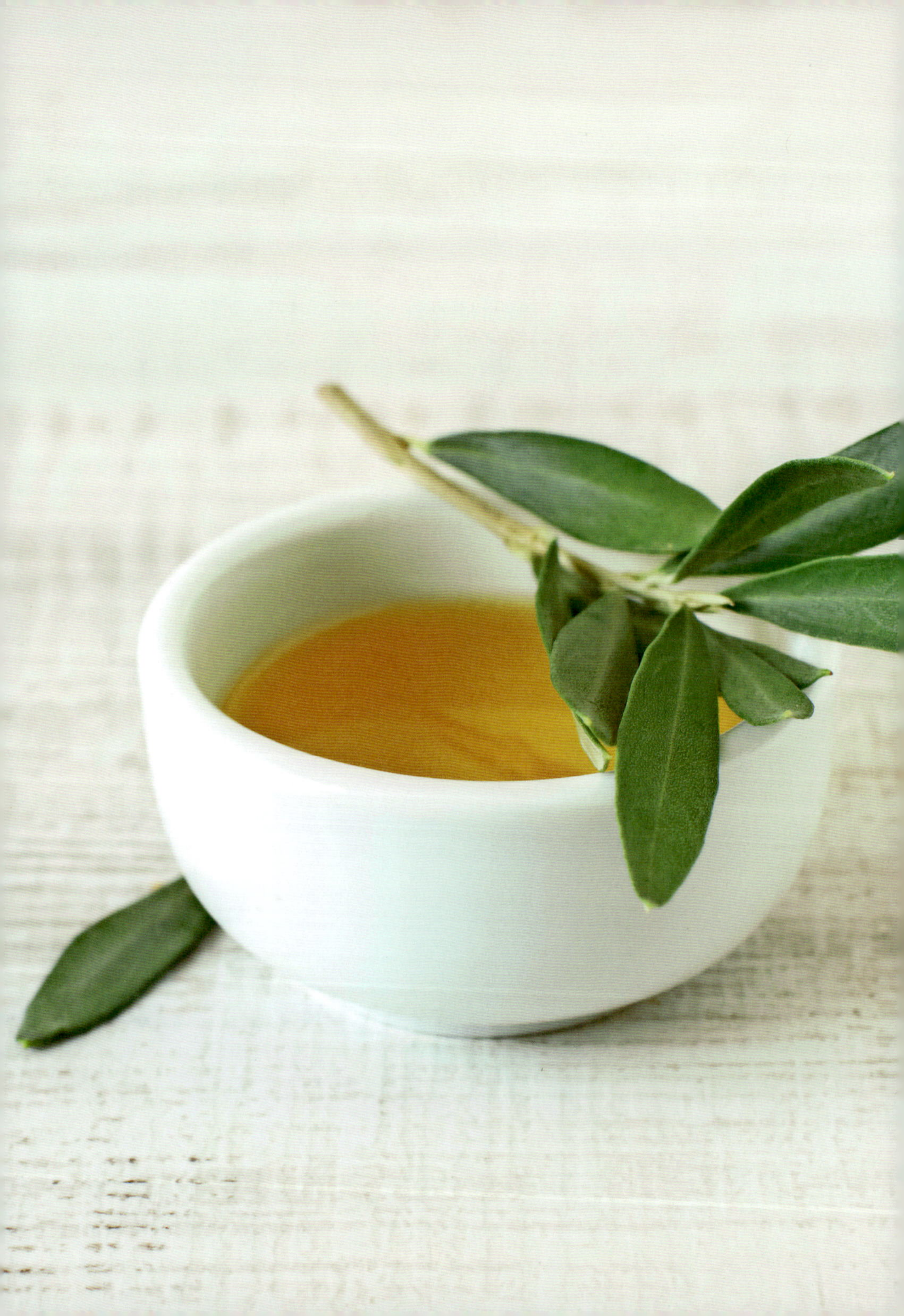

CHOLESTERIN SENKEN MIT DER RICHTIGEN ERNÄHRUNG

Wenn bei Ihnen ein hoher Cholesterinwert festgestellt wurde, können Sie durch eine gesunde Ernährung wesentlich zur Normalisierung des Cholesteringehalts im Blut beitragen. Das bedeutet nicht, dass Sie auf alles verzichten müssen, was Ihnen schmeckt – das ist ein weit verbreiteter Irrtum! Sie müssen auch nicht jedes Fett meiden. Ganz im Gegenteil: Bestimmte Fettarten sind sogar förderlich und zu empfehlen. Worauf Sie achten müssen und wie Sie eine gesunde Ernährung ganz praktisch umsetzen, erfahren Sie in diesem Kapitel.

Wie wichtig ist das Cholesterin im Essen?

Ist der Cholesterinspiegel zu hoch, liegt es für viele nahe, das Cholesterin im Essen so weit wie möglich zu reduzieren. Der Gedanke scheint zwar logisch, trifft aber nicht zu, denn der Stoffwechsel unseres Organismus ist viel komplexer. Das Cholesterin in der Nahrung spielt eine gewisse Rolle – aber nicht die größte: Der Organismus drosselt die eigene Cholesterinbildung, wenn mehr Cholesterin mit der Nahrung aufgenommen wird, und umgekehrt erhöht sich die Cholesterinbildung im Körper, wenn weniger mit der Nahrung zugeführt wird. Nicht das Cholesterin im Essen ist der Hauptpunkt einer Ernährungsumstellung, sondern der Umgang mit Fetten.

> **!**
>
> Etwa zwei Drittel der Menschen zeigen keinen oder nur einen geringen Anstieg des Cholesterinspiegels im Blut, wenn sie mehr Cholesterin verzehren – das restliche Drittel einen deutlicheren Anstieg.

Große Einschränkungen beim Essen, wie sie früher häufiger empfohlen wurden, sind nicht zeitgemäß und unnötig. Das Frühstücksei muss sich also niemand mit erhöhtem Cholesterinspiegel verbieten: Ein Ei schlägt mit 200 bis 250 mg Cholesterin zu Buche, wobei sich das Cholesterin im Eidotter, nicht im Eiklar befindet. Verringert man die Zufuhr an Cholesterin in der Nahrung um 100 mg pro Tag, sinkt der Gesamtcholesterinspiegel damit um ca. 2 mg/dl. Da dabei aber nicht nur das „schlechte" LDL-Cholesterin, sondern auch das HDL-Cholesterin absinkt, fällt der Beitrag des Cholesterins in der Nahrung für die Risikosenkung relativ klein aus.

Es genügt, wenn Sie die Nahrungsmittel mit hohem Cholesterin reduzieren, auf die Sie problemlos verzichten können. Mit der Empfehlung, das Cholesterin im Essen auf 300 mg täglich zu begrenzen, stehen Sie auf der sicheren Seite: Das trägt darüber hinaus automatisch dazu bei, Nahrungsmittel mit größeren Mengen gesättigter Fette zu vermindern. Einen Überblick über das Cholesterin in unterschiedlichen Nahrungsmitteln gibt Ihnen die Tabelle auf der nächsten Seite.

Cholesteringehalt von Lebensmitteln

LEBENSMITTEL	CHOLESTERIN IN mg/100 g
Wurst und Fleisch	
Leberwurst	230
Bratwurst	110
Salami	90
Mortadella	90
Mettwurst	90
Schinken	80
Bockwurst	65
Kalb	65
Hähnchenkeule	65
Schwein	60
Rind	60
Geflügel	60
Hähnchenbrust	45
Innereien	
Hühnerleber	560
Schweineleber	350
Schweineniere	350
Fisch	
Makrele	70
Ölsardinen	70
Scholle	60
Hering	40
Lachs	35
Seelachsfilet	35

▶▶

LEBENSMITTEL	CHOLESTERIN IN mg/100 g
Thunfisch in Öl	30
Forelle	30
Milch und Milchprodukte	
Schlagsahne, 30 % Fett	110
Frischkäse	105
Käse, 45 % Fett i. Tr.	95
Schmelzkäse, 45 % Fett i. Tr.	80
Käse, 30 % Fett i. Tr.	55
Kondensmilch, 10 % Fett	35
Schmelzkäse, 20 % Fett i. Tr.	30
Kondensmilch, 7,5 % Fett	25
Milch, 3,5 % Fett	13
Joghurt, 3,5 % Fett	13
Käse, 10 % Fett i. Tr.	7
Joghurt, 1,5 % Fett	6
Milch, 1,5 % Fett	5
Magerquark	1
Fette und Öle	
Butter	240
Mayonnaise, 80 % Fett	140
Schweineschmalz	90
Rapsöl	2
Sojaöl	2
Olivenöl	1
Margarine	0

LEBENSMITTEL	CHOLESTERIN IN mg/100 g
Sonstiges	
Hühnerei	350
Nudeln	140
Rührkuchen	135
Butterkeks	80
Croissant	70
Donut	60
Hamburger	40
Pommes frites	40
Brot/Brötchen	Spuren
Tofu	0
Obst	0
Gemüse	0
Kartoffeln	0
Bohnen	0
Erbsen	0
Nüsse	0
Getreide	0
Haferflocken	0
Reis	0
Vollkornnudeln	0
Weizenmehl	0
Eiscreme	0
Honig	0
Getränke (Cola, Bier, Wein)	0

!

Eine mäßige Begrenzung des Cholesterins in der Nahrung auf 300 mg täglich unterstützt die Cholesterinsenkung im Blut.

Ein weiterer Punkt spricht gegen die einseitige Reduktion von Fett in der Nahrung: Bei unkontrollierter Fettreduktion wird der Eiweißkonsum zugunsten der Kohlenhydrate verschoben, denn viele eiweißhaltige Lebensmittel, wie Fisch und Fleisch, enthalten auch Fett. Zu viele Kohlenhydrate ziehen dann Übergewicht, Adipositas und Diabetes Typ 2 und damit wiederum ein höheres Herzinfarktrisiko nach sich.

Fette – keinesfalls nur schlecht

Gesättigte Fette reduzieren

Wie Sie jetzt wissen, entspricht die alte Empfehlung, Fett generell zu vermeiden, nicht dem heutigen Kenntnisstand. Tatsächlich senken bestimmte Fette den Cholesterinspiegel sogar. Außerdem gibt es Fette, die lebensnotwendig sind, weil der menschliche Organismus sie nicht selbst herstellen kann. Zu diesen essenziellen Fettsäuren zählen die Omega-3-Fettsäuren, über die Sie auf Seite 44 noch mehr erfahren werden.

Grundsätzlich werden drei Fettarten unterschieden: gesättigte, einfach ungesättigte und mehrfach ungesättigte Fettsäuren. Den Cholesterinspiegel erhöhen nur die gesättigten Fettsäuren.

Fette – von schädlich bis gesund

- Gesättigte Fette befinden sich vor allem in tierischen Lebensmitteln wie Butter, Käse, Sahne, Schmalz, Fleisch und Wurst, aber auch in Kokos- und Palmfett.
- Einfach ungesättigte Fette sind z. B. Oliven-, Raps-, Avocado- oder Erdnussöl enthalten.
- Mehrfach ungesättigte Fette gibt es z. B. in Distel-, Sonnenblumen-, Soja-, Maiskeim-, Lein- oder Fischöl.

Diese finden sich überwiegend in tierischen Nahrungsmitteln wie Fleisch, Käse, Butter, aber auch in einigen wenigen pflanzlichen Produkten wie Kokosfett und Palmfett. Einfach ungesättigte Fette finden sich in höheren Anteilen in Oliven-, Raps- oder Erdnussöl. Mehrfach ungesättigte Fettsäuren stecken in Fischöl, Lein-, Sonnenblumen-, Soja- oder Maiskeimöl.

Ihr Ziel soll es nicht sein, alle gesättigten Fette aus der Nahrung zu verbannen, sondern sie deutlich zu begrenzen. Dabei hilft es, beim Kauf der genannten Lebensmittel auf ihren Gehalt an gesättigten Fetten zu achten, der in der Produktzusammensetzung genannt wird. Beim Fleisch ist es sinnvoll, stets die mageren Varianten zu wählen und sichtbares Fett nach Möglichkeit abzuschneiden und bei Geflügel die Haut zu entfernen. Bei Milchprodukten können fettreduzierte Alternativen bevorzugt gewählt werden. Wer die eine oder andere Fischmahlzeit anstelle von Fleisch wählt, tauscht ganz einfach gesättigte Fette gegen gesundheitsförderliche Fettsorten aus. Mit den beschriebenen Maßnahmen gelingt es Ihnen bereits, einen Großteil der gesättigten Fette zu umgehen.

!

Durch einfach ungesättigte Fette, z. B. aus Oliven- oder Rapsöl, lässt sich das LDL-Cholesterin senken.

So sparen Sie beim Kochen Fett ein

- Dünsten Sie Fisch anstatt ihn zu braten – diese Zubereitungsform ist ohnehin gesundheitsförderlich.
- Nutzen Sie Alternativen zum Braten, wie Garen im Ofen oder die Zubereitung in einer beschichteten Pfanne mit sehr wenig Fett.
- Lebensmittel nehmen weniger Fett auf, wenn sie erst nach dem Erhitzen des Fettes hinzugegeben werden.
- Entfernen Sie die Kruste bzw. Haut bei gebratenem Fleisch, denn diese enthält am meisten Fett.

Die Tabelle gibt Ihnen einen genaueren Überblick darüber, in welchen Lebensmitteln welche Fettsorte vorkommt. Prüfen Sie am besten Lebensmittel, die Sie häufig zu sich nehmen, und suchen Sie gegebenenfalls nach Alternativen.

Fettsorten in Lebensmitteln

LEBENSMITTEL	EINF. UNGES. FS IN %	MEHRF. UNGES. FS IN %	GES. FS IN %
Öle			
Olivenöl	73	8	19
Rapsöl	63	31	6
Erdnussöl	50	30	20
Palmöl	46	8	46
Maiskeimöl	27	60	13
Sonnenblumenöl	27	65	8
Sojaöl	25	60	15
Walnussöl	20	71	9
Leinöl	19	72	9
Kürbiskernöl	17	75	8
Palmkernöl	15	2	83
Distelöl	15	75	10
Weizenkeimöl	9	71	20
Kokosnussöl	6	2	86
Fette			
Schweinefett	47	7	46
Rinderfett	45	5	50
Milchfett	37	3	60
Diät-Margarine	25	55	20
Butter	25	4	71

Für eine cholesterinbewusste Ernährung ist neben der Art des Fetts auch die Menge von Bedeutung, denn auch die gesunden ungesättigten Fette sind kalorienreich. Der mittlere Fettverbrauch in Deutschland liegt bei rund 120 g täglich, also rund 1080 kcal. Geht man von einem Drittel Fett an den Gesamtkalorien aus, kommt man auf täglich 3240 kcal. Das ist für die allermeisten Menschen viel zu viel, es sei denn, sie arbeiten körperlich schwer.

Transfettsäuren meiden

Diese besonders schädliche Fettsorte wurde erst 1990 bekannt. Nach einer Studie von Dr. Walter Willet an der Harvard-Universität gehen ca. 10 % aller Todesfälle infolge von Herzerkrankungen in den Vereinigten Staaten auf das Konto der Transfette. Obwohl, chemisch gesehen, nur eine kleine Änderung der Fettmoleküle zu den Transfettsäuren führt, erhöhen sie das LDL-Cholesterin im Blut erheblich und verringern zudem noch das „gute" HDL-Cholesterin.

Transfettsäuren werden industriell unter hohem Druck und mit hohen Temperaturen aus Ölen gefertigt, um die Öle zu härten und sie damit fester und haltbarer zu machen. In der Fast-Food-Industrie kommen sie häufig zum Einsatz. Sie finden sich unter anderem in Pommes, billigen Margarinen, Nuss-Nugat-Cremes, Fertigsoßen, Chips, Wurst, Fertigmenüs und Soßenpulver. Beim Einkaufen erkennen Sie diese Fette an den Ausdrücken „gehärtete Fettsäuren", „hydrogeniert", eventuell mit dem Zusatz „teilweise oder partiell". Je weiter oben auf der Zutatenliste sich dieser Hinweis findet, desto höher ist ihr Anteil in dem Produkt.

Um sich vor den Transfetten zu schützen, sollten Sie möglichst wenig Fertig- und Fast-Food-Produkte verzehren und beim Einkaufen die Zutatenliste prüfen. Die Transfette sollten möglichst gemieden werden, weil sie für unseren Organismus keinerlei Nutzen besitzen.

!

Transfettsäuren, auch als gehärtete Fette bezeichnet, erhöhen das LDL beträchtlich und sollten möglichst ganz gemieden werden.

Omega-3-Fettsäuren – aus vielen Gründen gut

Was auf dem ersten Blick widersprüchlich klingt, nämlich die Blutfette mit bestimmten Fetten in der Nahrung zu senken, zeigt erneut, wie komplex unser Organismus arbeitet. Auf die verschiedenen Fettsorten wird unter anderem die Beobachtung zurückgeführt, dass die Inuit zehnmal seltener einen Herzinfarkt erleiden als Menschen in den westlichen Industriestaaten. Dabei nehmen Inuit große Mengen an Fett zu sich. Allerdings stammen die Fette zum Großteil aus fettreichen Fischarten mit hohem Anteil an mehrfach ungesättigten Fetten in Form von Omega-3-Fettsäuren. Obwohl es sich um eine Fettsorte handelt, bewirkt sie nicht etwa eine Erhöhung der Blutfette, sondern senkt im Gegenteil das LDL-Cholesterin und auch die Neutralfette.

Die positiven Auswirkungen von Fischverzehr sind inzwischen umfangreich mit Studiendaten gesichert. Beispielhaft wurden 1997 in dem renommierten „New England Journal of Medicine" Studienergebnisse veröffentlicht, wonach bei einem Verzehr von über 35 g Fisch täglich (das entspricht z. B. ca. 120 g Fisch zweimal pro Woche) nur ein Drittel des Herzinfarktrisikos bestand gegenüber dem von Menschen, die praktisch nie Fisch essen.

> **!**
>
> Zwei Portionen Omega-3-Fette aus Fischprodukten pro Woche gewährleisten eine gute Versorgung.

Eine gute Menge dieser schützenden Fettsäuren nehmen Sie zu sich, wenn Sie wöchentlich zwei Portionen fetten Fisch (z. B. Hering, Lachs, Makrele, Tunfisch) à 175 g verzehren. So kommen Sie auf einen Tagesdurchschnitt von 50 g. Auch die einfach ungesättigten Fette, die beispielsweise in Olivenöl oder Rapsöl und in verschiedenen Nüssen wie Walnüssen und Mandeln sowie in Oliven und Avocados in größeren Mengen vorkommen, senken den Cholesterinspiegel. Diese Fettsorten sind grundsätzlich gesundheitlich unbedenklich und schützen sogar Herz und Gefäße. Die Kalorienmenge, die wie bei allen Fetten 9 kcal pro Gramm ausmacht, muss natürlich einkalkuliert werden.

Ausgewählte Lebensmittel und ihr Gehalt an Omega-3-Fettsäuren

LEBENSMITTEL	g/100 g
Fisch	**Omega-3-Fettsäuren**
Scholle	2,5
Lachs	2,3
Hering	2
Karpfen	1,5
Makrele	1,5
Sardine	1,5
Thunfisch	1
Forelle	0,8
Rotbarsch	0,8
Heilbutt	0,3
Flunder	0,2
Kabeljau	0,2
Seelachs	0,2
Meeresfrüchte	**Omega-3-Fettsäuren**
Auster	0,5
Krabben	0,5
Hummer	0,4
Shrimps	0,3
Muscheln	0,2
Sonstiges	**Omega-3-Fettsäuren**
Fischöl	30
Lebertran	20
Leinsamen	10

▶▶

!

Der Austausch von Sonnenblumen- oder Maiskeimöl gegen Leinöl erhöht die Omega-3-Fettsäuren im Blut.

LEBENSMITTEL	g/100 g
Öle	**Alpha-Linolensäure (ALA)**
Leinöl	50
Rapsöl	10
Walnussöl	10
Sojaöl	7
Weizenkeimöl	7
Sonnenblumenöl	1,4
Olivenöl	0,7
Gemüse	**Alpha-Linolensäure (ALA)**
Spinat	0,2
Brokkoli	0,1
Salat	0,1
Paprika	0,05

Wer wöchentlich zweimal Lachs isst, profitiert schon von den schützenden Omega-3-Fetten.

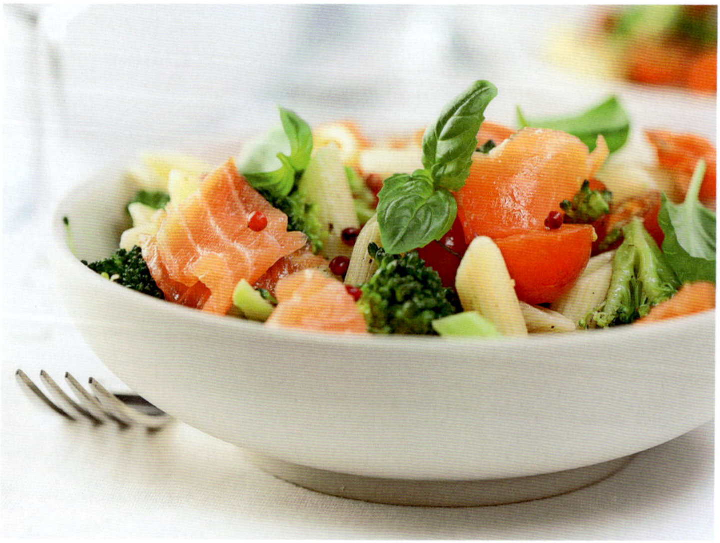

Nicht zu verwechseln sind die Omega-3-Fettsäuren mit den Omega-6-Fettsäuren, denn obwohl sie ähnlich klingen, entfalten Letztere nicht dieselben positiven Effekte, sondern dienen als Vorstufen für Entzündungsbotenstoffe, die an chronischen Entzündungen beteiligt sind. Beide Fettsäuren zählen zu den essenziellen Fettsäuren, die der menschliche Organismus nicht selbst herstellen kann, sodass beide mit der Nahrung aufgenommen werden. In unserer Region werden mit der üblichen Nahrung zu hohe Mengen an Omega-6-Fetten aufgenommen, nämlich etwa 20-mal so viel wie Omega-3-Fette – dabei wäre ein Verhältnis von unter 4:1 wünschenswert. Omega-6-Fette kommen z. B. in roten Fleischsorten und Milchprodukten vor, die bereits aufgrund ihres höheren Gehalts an gesättigten Fetten nicht im Übermaß verzehrt werden sollten.

Nützen mittelkettige Fettsäuren?
Diese auch als MCT-Fette bekannten Fette werden bei einigen Darmerkrankungen eingesetzt, weil sie ohne Gallensäuren, die sonst für die Fettresorption notwendig sind, aufgenommen werden. Für eine cholesterinbewusste Ernährung haben sie keinen Vorteil, sodass diese teuren Aufbereitungen völlig verzichtbar sind.

Kohlenhydrate – auf die richtigen kommt es an

Kohlenhydrate reduzieren

Die Energie, die unser Organismus für alle Funktionen braucht, bezieht er aus drei Nährstoffgruppen, den Kohlenhydraten, dem Eiweiß und den Fetten. Die Energiemenge, die diese drei Nährstoffgruppen liefern, wird in Kilojoule (kJ), häufig auch in Kilokalorien (kcal) angegeben. Kohlenhydrate und Eiweiße liefern rund

4 kcal, Fette etwa 9 kcal pro Gramm. 100 Gramm reines Fett schlägt also mit 900 kcal zu Buche, 100 Gramm Kohlenhydrate liefern 400 kcal. Wenn man sich die Kalorien pro Gramm ansieht, könnte man leicht auf die Idee kommen, einfach die Fette zu vermeiden, um Kalorien zu sparen und damit abzunehmen. Noch vor einigen Jahren galt die Regel, zum Abnehmen und allgemein zur gesunden Ernährung eher Kohlenhydrate vorzuziehen und Fett zu meiden. Das gilt inzwischen in dieser Form als überholt.

Welchen Einfluss das Verhältnis der drei Nahrungsbestandteile auf die Blutfette ausübt, wurde in einer Studie (OmniHeart-Studie) überprüft. Eine Gruppe nahm für sechs Wochen eine kohlenhydratreiche Kost zu sich, die zweite eine mit höherem Anteil an einfach ungesättigten Fetten und die dritte eine eiweißreiche Ernährung. Die Kalorienmenge wurde so bemessen, dass sich das Gewicht dabei nicht änderte, um wirklich nur die Auswirkungen des Anteils der drei Nahrungskomponenten bewerten zu können. Im Gegensatz zu der Gruppe mit kohlenhydratreicher Kost besserten sich Blutdruck, Cholesterin und Neutralfette in den anderen Gruppen signifikant. Diese Ergebnisse sprechen für eine Ernährung mit weniger Kohlenhydraten zugunsten eines etwas höheren Anteils an gesunden Fetten.

!

Zur Verbesserung der Blutfette ist eine Reduktion der Kohlenhydrate auf 45 %, eine Erhöhung des Eiweißes auf 25 % und ein Fettanteil von 30 % in der Nahrung empfehlenswert.

Die Deutsche Gesellschaft für Ernährung (DGE) empfiehlt weiterhin offiziell 15 % Proteine, 30 bis 35 % Fett und 50 bis 55 % Kohlenhydrate als optimale Mischung. Dagegen wurden in den Vereinigten Staaten diese Werte auf 20 bis 30 % Proteine, dafür nur noch 30 bis 35 % Fette und 40 bis 45 % Kohlenhydrate geändert. Auch in Deutschland vertreten etliche Experten ähnliche Werte. Im Zusammenhang mit erhöhten Blutfetten bietet eine Verminderung der Kohlenhydrate zugunsten ungesättigter Fette Vorteile, sodass ich zur Blutfettregulierung empfehle, einen Anteil von ca. 45 % der täglichen Energie mit Kohlenhydraten zu decken, 30 % mit Fetten und die restlichen 25 % mit Eiweiß.

Komplexe Kohlenhydrate bevorzugen

Aus Kohlenhydraten bildet der Körper den größten Teil der Energie, die er benötigt. Doch genau wie die Fette bilden auch Kohlenhydrate keine einheitliche Nährstoffgruppe und es gibt erhebliche Unterschiede. In Kürze: Kohlenhydrate, die aus Einfach- und Zweifachzucker bestehen, also aus nur ein oder zwei Molekülen, haben ungünstige Effekte auf den Organismus. Deswegen sind Mehrfachzucker, die aus mehreren Molekülen zusammengesetzt sind, deutlich vorzuziehen. Zu den Einfachzuckern gehören Traubenzucker (Glukose) und Fruchtzucker (Fruktose), zu den Zweifachzuckern zählt der übliche Haushaltszucker. Die Mehrfachzucker sind beispielsweise in Kartoffeln und Vollkornbrot enthalten.

Die Einfach- und Zweifachzucker besitzen die nachteilige Eigenschaft, sehr schnell ins Blut überzugehen und den Blutzuckerspiegel rasch zu steigern. Daraufhin setzt der Körper Insulin frei, um den Blutzuckerspiegel zu senken. Häufige hohe Insulinspiegel leisten der Insulinresistenz (die Zellen können dann kein Insulin mehr aufnehmen und es bleibt im Blut) und damit Diabetes Vorschub. Da bei Genuss dieser Kohlenhydrate der Blutzuckerspiegel rasch wieder abfällt, entsteht auch schnell wieder Hungergefühl. Diese Zuckerarten sättigen also nicht lange, wie jeder aus eigener Erfahrung weiß.

Kurzkettige Kohlenhydrate finden sich übrigens nicht nur in typisch „süßen“ Speisen wie Kuchen, sondern auch in Weißbrot, Milchreis oder Nudeln (Ausnahme: Vollkornnudeln). Diese Speisen sättigen nur kurz und tragen dazu bei, dass schnell wieder gegessen wird. Das leistet wiederum Übergewicht Vorschub.

Ähnlich wie es also bei den Fetten schädliche und gesundheitsförderliche Arten gibt, verhält es sich auch bei den Kohlenhydraten. Anders als die genannten kurzkettigen Kohlenhydrate werden die langkettigen langsamer aufgenommen. Damit bleibt der schnelle Blutzuckeranstieg aus und die Sättigung hält länger.

> **!**
> Ähnlich wie es schädliche und gesundheitsförderliche Fette gibt, verhält es sich auch bei den Kohlenhydraten.

Langsam resorbierbare Kohlenhydrate finden sich in Vollkornprodukten, die Sie folglich wann immer möglich vorziehen sollten. Auch der Klassiker der deutschen Küche, die Kartoffel, enthält diese günstigen Kohlenhydrate, ebenso Hülsenfrüchte wie Bohnen, Erbsen, Linsen und verschiedene Kerne wie Sonnenblumen-, Kürbiskerne und Nüsse. Bei Obst, das man bis vor kurzem uneingeschränkt zu den günstigen Kohlenhydratlieferanten gezählt hätte, wird angesichts seines Gehalts an Fruchtzucker (Fruktose) inzwischen eine gewisse Zurückhaltung empfohlen. Dies wird im Kapitel über Fruktose auf Seite 64 ausführlich beleuchtet.

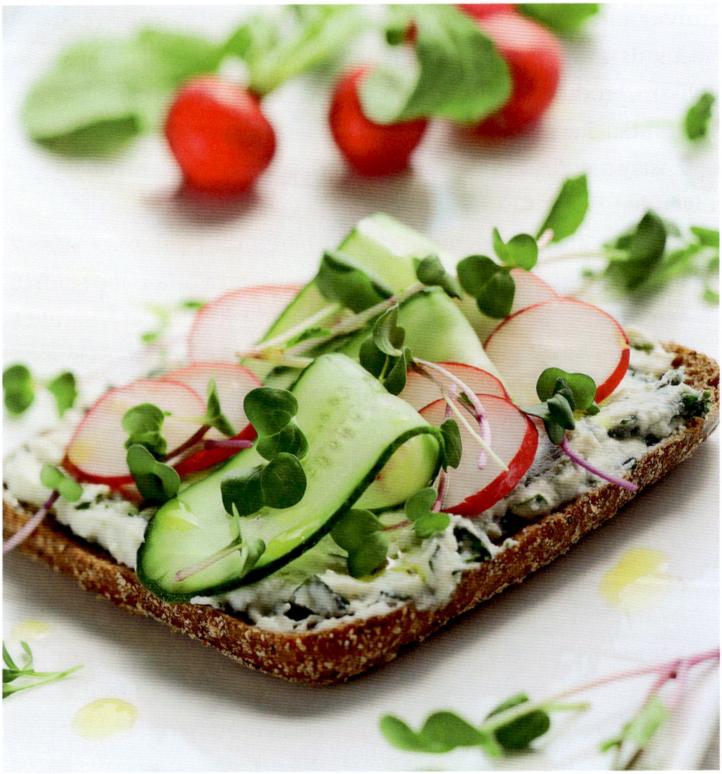

Bevorzugen Sie wann immer möglich Vollkornprodukte, die gesundheitsförderliche Kohlenhydrate enthalten.

Zu den ungesunden Kohlenhydraten zählen neben Zucker und den üblichen „Süßigkeiten“ wie Schokolade, Kuchen, Kekse vor allem Weißmehl, Weißbrot und entgegen landläufiger Meinung auch Roggenbrot, das trotz seiner dunklen Farbe in der Regel genau wie Weißbrot aus Auszugsmehl besteht. Darüber hinaus birgt polierter Reis kurzkettige Kohlenhydrate. Außerdem viele gesüßte Getränke wie Limo, Cola und Eistee, auch viele als „Sportgetränke“ deklarierte Produkte. Hier hilft ein Blick auf die Zutatenliste, um sich Gewissheit zu verschaffen.

Brot ist für viele ein grundlegendes Lebensmittel – und niemand, der es mag, muss zur Gewichtsregulierung komplett darauf verzichten, denn mit Vollkornbrot und auch eiweißreichen Brotvarianten gibt es gute Optionen. Während raffinierte Mehlerzeugnisse nachweislich das Bauchfett anwachsen lassen, bieten Vollkornprodukte erhebliche Vorteile für den Blutfettspiegel und den Blutzuckerstoffwechsel.

Zusammenfassend lassen sich in Bezug auf Kohlenhydrate die folgenden Empfehlungen ableiten:

- Greifen Sie auf langsam resorbierbare Kohlenhydrate zurück und meiden Sie die schnell resorbierbaren Varianten. Schnell resorbierbar sind u. a. Zucker und Weißbrot. Einen Überblick gibt die Tabelle zur glykämischen Last (siehe Seite 54). Vollkornprodukte bieten offenkundige Vorteile. Es ist deswegen sehr ratsam, wo immer möglich auf Vollkornvarianten zurückzugreifen.
- Reduzieren Sie den Konsum an Kohlenhydraten insgesamt auf etwa 45 % der täglichen Kalorienmenge. Eine praktikable Möglichkeit ist es, beim Abendbrot weitgehend auf Kohlenhydrate zu verzichten. Indem Sie abends den Eiweißbestandteil der Mahlzeit erhöhen, erreichen Sie zudem eine längere Sättigung. Dazu kommt noch, dass zusätzliches Eiweiß dem Muskelschwund beim Abnehmen entgegen wirkt. Es ist nachgewiesen, dass eine Kost, die reich an Proteinen ist und eine

niedrige glykämische Last aufweist, das Gewicht auch nach dem Abnehmen besser erhält und auch einfacher durchzuhalten ist.

- Das Frühstück sollte qualitativ wertvolle Kohlenhydrate enthalten, wie Vollkornbrot oder auch Müsli ohne Zucker. In Kombination mit Eiweiß lässt sich eine lange Sättigung erzielen. Wenn nötig, bildet am Vormittag ein Obststück, wie etwa ein Apfel oder eine Apfelsine, als Snack eine gute Option. Diese halten sich von den Kalorien her sehr in Grenzen, weisen eine geringe Energiedichte auf und verfügen über reichlich Mikronährstoffe.
- Zum Süßen eignen sich bei Bedarf Süßstoffe wie Aspartam, Cyclamat, Acesulfam oder Saccharin. Der häufige Einwand, Süßstoffe machten Hunger auf Zucker oder erhöhten gar die Schwelle für das Süßempfinden, entbehrt einer wissenschaftlichen Grundlage. Eine interessante Studie dazu stelle ich Ihnen auf Seite 66 vor.
- Verzichten Sie, wo immer möglich, auf Zucker und allgemein nach Möglichkeit auf Kalorien in den Getränken. Neben Wasser sind kalorienarme Limonaden oder stärker verdünnte Fruchtschorlen gut für die überwiegende Flüssigkeitszufuhr geeignet. Wer Cola mag, sollte lieber auf die kalorienreduzierten Varianten zurückgreifen.

Den Blutzucker konstant halten

Wie bereits erwähnt, ist ein schneller Anstieg des Blutzuckers nach dem Essen mit einer ungünstigen Insulinspitze und einem schnellen Abfall des Blutzuckers verbunden, der erneut das Hungergefühl anheizt. Um zwischen Lebensmitteln, die diesen Effekt hervorrufen, und solchen, die einen gleichmäßigeren Blutzuckerverlauf unterstützen, unterscheiden zu können, wurde in den 1980er-Jahren der „glykämische Index“ (GI) eingeführt. Je höher dieser Wert, desto ausgeprägter fällt der Blutzuckeranstieg durch das jeweilige Produkt aus und umso ungünstiger ist dieses Nahrungsmittel einzustufen.

Der Blutzuckeranstieg der einzelnen Lebensmittel wird mit dem Anstieg verglichen, den 50 g Traubenzucker bewirken. Das ist nicht optimal, weil zum Vergleich eine Portion mit 50 g Kohlenhydraten genommen werden muss. Dadurch werden Produkte mit wenig Kohlenhydraten in unüblich großen Mengen verglichen, z. B. bräuchte man ½ kg Rote Beete, um die 50 g Kohlenhydrate zu erreichen. Praktischer ist deshalb die „glykämische Last" (GL), die sich einfach auf eine 100-g-Portion des Nahrungsmittels bezieht. Umrechnen lässt sich die GL aus dem GI, indem der GI mit der Kohlenhydratmenge in 100 g des jeweiligen Produktes multipliziert und durch 100 geteilt wird.

Am Beispiel der Roten Beete sieht man den Unterschied zwischen beiden Werten, denn Rote Beete weist mit 64 einen hohen GI auf, allerdings müsste man ein halbes Kilo essen, um auf 50 g Kohlenhydrate zu kommen, da 100 g Rote Beete nur 10 g Kohlenhydrate aufweisen. Der GI lässt dieses Nahrungsmittel zwar „ungünstig" erscheinen, was aber aufgrund der geringen Kohlenhydratmenge pro 100 g nicht der Fall ist. Die GL berücksichtigt dies, sodass Rote Beete nur eine GL von 5 aufweist und damit in einem sehr günstigen Bereich liegt, was den Blutzuckeranstieg angeht.

Lebensmittel mit einer GL bis 10 sind günstig, jene mit einer GL über 20 unvorteilhaft. Die Nahrungsmittel dazwischen nehmen eine mittlere Stellung bei der GL ein. Die entscheidenden Vorteile von Lebensmitteln mit niedriger GL bestehen darin, dass sie länger sättigen, weniger Blutzuckerschwankungen hervorzurufen und so auch die Leistungsfähigkeit länger aufrechterhalten. Sie wirken darüber hinaus der Umwandlung von Kohlenhydraten zu Fett und damit auch dem Übergewicht entgegen.

Die glykämische Last ausgewählter Lebensmittel

LEBENSMITTEL	GL
Ananas, frisch	6
Apfel	4
Apfelmus	9
Apfelsaft, ungezuckert	7
Aprikosen aus der Dose	43
Aprikosen, frisch	2,5
Banane	11
Berliner etc.	30
Bier	4
Birnen	6
Blumenkohl	0,8
Bohnen, grün	2–6
Bohnen, schwarz	15
Bratkartoffeln	10
Brokkoli	1
Buttermilch	1,4
Chips	28
Cola, Limonade	8
Cornflakes	72
Croissant	32
Eiscreme mit Zucker	17
Eiscreme mit Fruchtzucker	4
Erdbeeren	1
Erdnüsse	1

LEBENSMITTEL	GL
Erbsen, frisch	5
Fruchtsäfte	5
Fruchtzucker (Fruktose)	20
Gnocchi	24
Gurke	0,3
Haferflocken	24
Haselnuss	2
Himbeere	2
Honig	49
Joghurt	1
Kakaopulver, ohne Zucker	2
Karotten, gekocht	8
Karotten, roh	3
Kartoffelpüree	11
Kekse, Vollkorn ohne Zucker	28
Ketchup	13
Kirschen	3
Kiwi	5
Kohl	0,1
Lasagne	7
Linsen	14
Mandarinen	5
Marmelade, gezuckert	45
Marmelade, ungezuckert	6

LEBENSMITTEL	GL
Mehrkornbrot	33
Melone	7
Milch	2
Milchreis, gezuckert	17
Möhren	3,5
Müsli, gezuckert	44
Müsli, ohne Zucker	25
Müsliriegel	33
Nudeln, Vollkorn	33
Nuss-Nugat-Creme	29
Nüsse	1,5
Oliven	0,2
Orange	4
Paprika	0,3
Pellkartoffeln	10
Pflaume	4
Pfirsich	4
Pizza	15
Pommes frites	33
Popcorn, ungezuckert	60
Quark	1
Ravioli	40
Reis	45
Roggenvollkornbrot	20

LEBENSMITTEL	GL
Rosinen	45
Salat	1
Salzkartoffeln	10
Sauerkraut	0,1
Schokolade	7
Schokoriegel	45
Spaghetti	35
Spargel	0,2
Toastbrot	34
Tofu	0,3
Tomate	1
Trauben	8
Traubenzucker (Glukose)	100
Vollmilch	2
Waffeln	53
Weißbrot	41
Weizenkleie	13
Weizenvollkornbrot	27
Zucker, weiß (Saccharose)	70
Zwieback	53

Früher wurde vermutet, dass Hungergefühl und Sättigung allein durch den Blutzuckergehalt gesteuert würden. Das hat sich in neueren Untersuchungen zwar nicht bestätigt, trotzdem lässt sich beobachten, dass ein rascher Abfall des Blutzuckers innerhalb weniger Minuten ein starkes Hungergefühl hervorruft. Um solche Abfälle wenige Stunden nach einer Mahlzeit zu vermeiden, sollten Sie einen möglichst gleichmäßigen Blutzuckerspiegel anstreben. Das lässt sich durch mehrere Kniffe erreichen:

- Essen Sie anstelle von Kohlenhydraten in Form von Zucker (also schnell verstoffwechselbaren Kohlenhydraten) solche, die langsamer verstoffwechselt werden. Eine Übersicht der Nahrungsmittel finden Sie in der Tabelle zur glykämischen Last. Je niedriger die GL, umso langsamer die Aufnahme der Kohlenhydrate, also umso besser für eine lange Sättigung.
- Kombinieren Sie Kohlenhydrate mit Eiweiß, weil Letzteres die Magenentleerung verlangsamt und damit auch die Aufnahme der Nährstoffe verlängert. Für gelegentlich geäußerte Ratschläge, die Einnahme von Kohlenhydraten und Eiweiß zu trennen, gibt es keine wissenschaftliche und auch keine medizinisch plausible Grundlage.
- Essen Sie Kohlenhydrate zusammen mit Ballaststoffen, um die Aufnahme gleichmäßiger zu halten. Das garantiert eine lange Sättigung. Günstig sind dabei Vollkornprodukte, die bereits Ballaststoffe enthalten.

Ernährungstipps für den Alltag

Ballaststoffe zur Cholesterinsenkung

Ballaststoffe sind die unverdaulichen Bestandteile unserer Nahrung, wie Faserstoffe in Obst, Gemüse und Vollkornprodukten. Anders als der Name suggeriert, üben sie wichtige Funktionen in unserem Organismus aus. Die typische westliche Kost versorgt uns üblicherweise nur mit etwa der Hälfte der empfohlenen Ballaststoffmenge. Hier liegt also großes ungenutztes Potenzial, um unseren Cholesterinspiegel zu regulieren und zusätzlich eine Gewichtsnormalisierung zu erleichtern.

Es gibt lösliche und unlösliche Ballaststoffe. Für uns ist die cholesterinsenkende Wirkung der löslichen Ballaststoffe von Bedeutung, die sich, wie ihr Name schon sagt, in Wasser unter Bildung einer gelartigen Substanz lösen. Eine Menge von mindestens 18 g dieser löslichen Ballaststoffe täglich bewirkt eine Cholesterinsenkung von ca. 15 mg/dl, womit das Risiko einer Herzerkrankung verringert wird.

> **!**
> Unlösliche Ballaststoffe sind für die Verzögerung der Kohlenhydrataufnahme von Bedeutung.

Ballaststoffe sorgen außerdem dafür, dass die Nährstoffe langsamer aufgenommen werden, Blutzucker- und Insulinspiegel langsamer ansteigen und eine längere Sättigung eintritt. Alles in allem haben Ballaststoffe eine cholesterinsenkende Wirkung und helfen beim Abnehmen – was die Blutfette weiter optimiert.

Lösliche Ballaststoffe kommen z. B. in Äpfeln in Form von Pektin vor, weiterhin in Haferkleie, Reiskleie, Erdbeeren und Zitrusfrüchten sowie in Bohnen und Erbsen. 10 g Leinsamen im Frühstücksmüsli leisten mit 3,5 g Ballaststoffen einen Beitrag zum Gesamtbedarf. Sehr hohe Mengen löslicher Ballaststoffe enthalten auch Flohsamen, die mit 85 g pro 100 g aufwarten. Diese können gezielt eingesetzt werden, um die Aufnahme löslicher Ballaststoffe zu erhöhen: Ca. vier Teelöffel Flohsamen täglich oder zwei Teelöffel Flohsamenschalen senken durch ihre löslichen Ballaststoffe das LDL deutlich. Gerstenprodukte, wie Gerstenbrot, punkten mit beachtlichen Mengen löslicher Ballaststoffe, in diesem Fall dem Beta-Glucan.

> **!**
> Vollkornprodukte helfen sehr dabei, die Blutfette zu verbessern.

Auch Vollkornprodukte helfen durch ihren hohen Ballaststoffgehalt sehr dabei, die Blutfette zu verbessern. Sie unterstützen die Gesundheit einerseits durch die cholesterinsenkende Wirkung. Andererseits sättigen sie länger und verhelfen uns darüber hinaus zu einem ausgeglichenen Blutzuckerspiegel, weil die

Kohlenhydrataufnahme verzögert wird. Damit bleiben auch Konzentration und Leistungsfähigkeit länger erhöht. Doch nicht jedes dunkle Brot ist ein Vollkornprodukt, oft werden helles Brot oder Brötchen mit Rübensirup oder Ähnlichem einfach nur eingefärbt. Brotnamen wie Fitnessbrot oder Vitalbrot lassen ebenfalls keine Rückschlüsse darauf zu, ob es sich um Vollkornbrot handelt. Manchmal wird Brot auch irrtümlich für Vollkornbrot gehalten, wenn außen Körner zu sehen sind. Diese Körner außen dienen nur der Verzierung und sagen nichts darüber aus, ob es sich um Vollkornbrot handelt oder nicht. Entscheidend ist, dass Vollkornmehl aus dem ganzen Korn mit der Kleie und dem Keimling verwendet wird. Vollkornbrote müssen mindestens zu 90 % aus Vollkornmehl oder -schrot bestehen.

Leinsamen enthalten sehr viele Ballaststoffe und können dem morgendlichen Müsli einfach beigemischt werden.

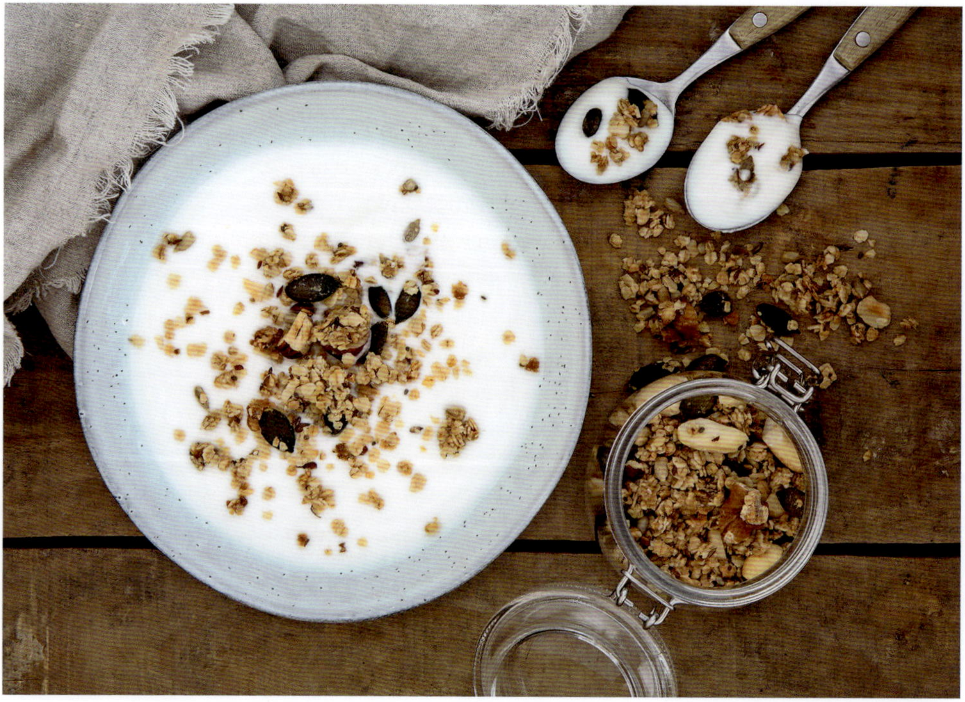

Hafer zur Cholesterinsenkung

Das β-Glucan ist ein Ballaststoff, der im Hafer in größeren Mengen zu finden ist. Er wurde als wirksamer Senker des LDL-Cholesterins identifiziert. Gleichzeitig erhöht er das HDL, wirkt also gleich doppelt günstig bei erhöhtem Cholesterin. Die Wirkung wurde wissenschaftlich untersucht und es stellte sich (unter Berücksichtigung aller vorliegenden Studien) in einer Veröffentlichung von 2016 eine signifikante LDL-Cholesterinsenkung von 10 mg/dl heraus. Die dazu erforderliche Menge an β-Glucan liegt bei 3 g täglich, die relativ leicht mit verschiedenen Hafer-Erzeugnissen erreicht werden können.

!

Durch Hafererzeugnisse lässt sich das LDL-Cholesterin um ca. 10 mg/dl senken und das HDL erhöhen.

Nüsse helfen ebenfalls, Herz und Gefäße gesund zu halten. Natürlich dürfen sie aufgrund ihres Kaloriengehaltes nicht beliebig zugeführt werden, sind aber in Maßen, vor allem als Alternative zu anderen Snacks, durchaus zu empfehlen. Auch mit Mandeln im Müsli oder im Salat erhöhen Sie die Ballaststoffeinnahme. Auch Linsen eignen sich hervorragend als Ballaststofflieferant. Ballaststoffreich sind zudem: Weizenkleie, Haferflocken, schwarze Johannisbeeren, Heidelbeeren, Himbeeren. Etwas weniger, aber immer noch merklich schlagen Birnen, Äpfel und Brokkoli zu Buche.

Die folgende Tabelle zeigt die Menge an Gesamtballaststoffen und an löslichen Ballaststoffen einiger Nahrungsmittel und kann Ihnen dabei helfen, ihre Aufnahme zu erhöhen, um gezielt das Cholesterin zu senken.

!

Richtige Ballaststoffbomben sind Flohsamenschalen, die mit 72 g Ballaststoffe pro 100 g aufwarten und dabei weniger Kalorien als die Flohsamen haben.

Ballaststoffgehalt ausgewählter Lebensmittel

LEBENSMITTEL	LÖSL. BS (g/100 g)	BS INSGES.
Flohsamenschalen	48	72
Haferkleie	5,0	18
Feigen (trocken)	4,0	10
Haferflocken	5,0	10
Mandeln	1,0	10
Müsli (je nach Inhalt)	ca. 3,5	10
Aprikosen (trocken)	4,0	8,0
Mehrkornbrot	3,0	8,0
Bohnen	2,0	7,0
Müsliriegel	3,0	7,0
Vollkornbrot (Weizen)	2,0	7,0
Rosinen	1,0	5,0
Zwieback	1,5	5,0
Rosenkohl	1,1	4,5
Vollkornnudeln	3,5	4,5
Cornflakes	1,0	4,0
Walnüsse	1,5	4,0
Birnen	0,6	3,0
Brokkoli	1,5	3,0
Möhren	1,5	3,0
Vollkornreis	2,5	3,0
Äpfel	1,0	2,0
Bananen	0,6	2,0
Erdbeeren	0,8	2,0
Kartoffeln	1,3	2,0

LEBENSMITTEL	LÖSL. BS (g/100 g)	BS INSGES.
Orangen	1,0	2,0
Spinat	0,5	2,0
Ananas	0,5	1,5
Blattsalat	0,2	1,5
Butterkekse	0,5	1,5
Nudeln	1.0	1,5
Tomaten	0,5	1,5
Weintrauben	0,4	1,5
Gurke	0,1	1,0
Reis, parboiled	0,4	0,6

Frühstücke wie ein König

Das Frühstück wird oft als die wichtigste Mahlzeit des Tages bezeichnet, allerdings von manchen keineswegs so empfunden. Die erste Mahlzeit des Tages einfach wegzulassen, um so Kalorien zu sparen, vielleicht weil Sie morgens ohnehin wenig Hunger verspüren, ist keine gute Idee: Menschen, die kein Frühstück einnehmen, nehmen auf Dauer eher zu. Außerdem ist es sinnvoll, zu Beginn des Tages erst einmal Energie zu tanken.

!

Ein ausreichendes Frühstück unterdrückt das Hungerhormon Ghrelin, wodurch tagsüber weniger gegessen wird.

Dazu wurde eine interessante Untersuchung durchgeführt. Zwei Gruppen hielten eine Diät mit gleicher Kalorienmenge ein, die sich hauptsächlich im Frühstück unterschied. Die eine Gruppe bekam ein Frühstück mit 300 Kalorien, die zweite ein üppiges Frühstück mit 600 Kalorien einschließlich Kuchen oder Schokolade. In den ersten Wochen nahmen beide Gruppen dasselbe ab. Nach 32 Wochen aber hatten die Probanden mit dem spärlichen Frühstück wieder zugenommen, wohingegen die Menschen mit dem üppigen Frühstück weiter abnahmen. Ein gutes Frühstück unterdrückt nachhaltig das Hungergefühl, denn morgens wird das „Hungerhormon“ Ghrelin stärker unterdrückt. Auch das Verlangen nach Süßem wird durch das reichhaltige Frühstück mit Kuchen oder Schokolade gestillt.

!

Nach einem eiweißhaltigen Frühstück werden beim Mittagessen rund 150 Kalorien weniger eingenommen.

Auch zum Frühstück sättigen am besten eiweißhaltige Lebensmittel wie Eier oder Joghurt. Nach einem eiweißhaltigen Frühstück werden beim Mittagessen im Mittel 150 Kalorien weniger eingenommen. Die schlechteste Frühstücksform sind fettreiche Nahrungsmittel, da sie nachweislich am wenigsten und am kürzesten sättigen. Langsam verdauliche Kohlenhydrate beim Frühstück sättigen deutlich besser und länger und Kohlenhydrate mit Ballaststoffen am allerbesten – das sind Eigenschaften, die erneut durch Vollkornprodukte exzellent erfüllt werden. Wenn Eltern Wert darauf legen, dass ihre Kinder vor der Schule ordentlich frühstücken, liegen sie damit völlig richtig, denn es zeigt sich, dass mit einem kohlenhydratreichen Frühstück, und noch besser mit zusätzlichen Ballaststoffen, auch die Konzentration vormittags signifikant höher liegt, verglichen mit fettreichem Frühstück und auch im Vergleich zu einem Frühstück mit Kohlenhydraten, aber ohne Ballaststoffe.

Aus all diesen Fakten lässt sich ableiten, dass es nicht sinnvoll ist, das Frühstück zu kürzen oder gar wegfallen zu lassen, weil zu dieser Tageszeit der Stoffwechsel auf Hochtouren läuft und der Hunger im Anschluss wirksam unterdrückt wird.

Am besten drei Hauptmahlzeiten

!

Drei Hauptmahlzeiten anstelle von mehreren kleineren Mahlzeiten dämpfen den Insulinspiegel und verbessern Stoffwechsel und Gewicht.

Oft wird geraten, lieber mehrere kleine statt drei große Mahlzeiten einzunehmen, unter anderem, um kein Hungergefühl aufkommen zu lassen und stärkere Schwankungen des Blutzuckers und Insulinspiegels zu vermeiden. Andersherum wird damit argumentiert, dass wenige größere Mahlzeiten mehr dem natürlichen Essverhalten entsprechen, an das sich der Organismus über Jahrtausende angepasst hat. Durch die längeren Essenspausen würde auch die Insulinfreisetzung eingedämmt.

Die vorliegenden Daten zeigen keinen relevanten Unterschied in Bezug auf die Sättigung und die Kalorienaufnahme zwischen drei oder mehr Mahlzeiten. Jedoch sprechen bisherige Erkenntnisse und auch meine Erfahrung mit vielen Patienten dafür, dass wenige Mahlzeiten zum Abnehmen und möglicherweise auch bezüglich des Herz- und Gefäßrisikos besser abschneiden als die gleiche Nahrungsmenge über viele kleine Mahlzeiten verteilt. Auch aus praktischer Sicht ist es oft schwierig, mehrere kleinere Mahlzeiten umzusetzen, da uns oft die Gelegenheiten für häufige Mahlzeiten fehlen und diese Essensweise dazu verleitet, dass wir mehrere nicht optimale Snacks zu uns nehmen.

Es kursiert auch die Behauptung, dass häufigere Mahlzeiten den Stoffwechsel anregen. In entsprechenden Untersuchungen stellte sich aber heraus, dass der Ruheumsatz, also die Energie, die in Ruhe vom Körper verbraucht wird, bei drei Mahlzeiten sogar höher lag als bei häufigeren Mahlzeiten, womit dieser Punkt wissenschaftlich widerlegt wurde.

Eine interessante Frage ist auch, ob nach einer Zwischenmahlzeit die nächste Hauptmahlzeit kleiner ausfällt und in welchem Umfang. In Studien zeigte sich, dass nach einer Zwischenmahlzeit mit der nächsten Mahlzeit kaum weniger Kalorien eingenommen werden, sodass in der Summe die Kalorienaufnahme durch Zwischenmahlzeiten höher ausfällt. Das liegt unter anderem daran, dass der Blutzuckerspiegel nach einer Zwischenmahlzeit ansteigt und der Anstieg freier Fettsäuren blockiert wird – sie bleiben dort, wo sie waren, nämlich im Fettgewebe. Zusätzlich hatten Menschen, die drei Mahlzeiten zu sich nahmen, im Laufe des Tages weniger Hunger als jene mit mehreren kleineren Mahlzeiten.

Die bessere Strategie ist also, sich nach Möglichkeit auf drei Hauptmahlzeiten zu beschränken. Falls eine Zwischenmahlzeit notwendig ist, wäre eine solche mit niedriger Energiedichte und möglichst hoher Sättigung sinnvoll. Dafür eignen sich Äpfel oder

Orangen, allerdings sollte der Obstanteil wegen des Fruktosegehalts auf zwei Portionen pro Tag begrenzt werden.

Weniger als drei Mahlzeiten wiederum helfen nicht beim Abnehmen, sondern bewirken oft das Gegenteil. Es zahlt sich deshalb in der Regel nicht aus, eine Mahlzeit ganz ausfallen zu lassen, in der Hoffnung, damit Kalorien zu sparen. Mehrere Untersuchungen belegen, dass der Ausfall von Mahlzeiten im Gegenteil meistens die Fettspeicher und das Gewicht erhöht.

!

Ich empfehle in den meisten Fällen, das Essen auf drei Mahlzeiten täglich zu begrenzen und nach Möglichkeit dazwischen auf kleine Snacks zu verzichten.

Es lässt sich also feststellen, dass mit drei Mahlzeiten am Tag zum einen der Blutzucker- und Insulinspiegel sinkt, weiterhin der Ruheumsatz steigt und der Hunger nicht so groß ist, sodass insgesamt weniger Kalorien im Laufe des Tages aufgenommen werden. Damit drei Mahlzeiten möglich sind, ohne dass zwischendurch Hunger auftritt, müssen diese Mahlzeiten ausreichend bemessen sein, Sie sollten also nach einer Mahlzeit auch satt sein.

Weniger Obst, mehr Gemüse

Hat man lange Zeit fünf Portionen Obst und Gemüse egal in welcher Zusammenstellung als Grundlage einer gesunden Ernährung propagiert, lautet die Empfehlung inzwischen: zwei Portionen Obst und drei Portionen Gemüse – eine Menge, die nur die wenigsten Menschen täglich zu sich nehmen. Eine Portion ist etwa so viel, wie in eine Hand passt, und wiegt 150 g.

Schuld an dieser Beschränkung beim Obst ist der Fruchtzucker, auch Fruktose genannt. Bis vor einiger Zeit wurde Fruchtzucker als gesunde Alternative zum Haushaltszucker angesehen und sogar in Getränken als „Zucker der Früchte“ beworben. Inzwischen hat sich der Fruchtzucker sogar als die schädlichste Zuckerform herausgestellt, weil er besonders stark zu Fettgewebe im Bereich der Leber und des Bauchfetts umgewandelt wird. Diese Fettansammlungen im Bauchbereich sind noch wesentlich gefährlicher als das Fett im Unterhautgewebe. Die Folgen sind, neben einer Verschlechterung der Blutfette, Übergewicht, Bluthochdruck und Diabetes Typ 2. Auf Obst müssen Sie zwar nicht verzichten, denn es enthält viele gesunde Stoffe. Allerdings sollten Sie sich dessen bewusst sein, dass Obst eben auch Fruchtzucker enthält, und sich auf zwei Portionen am Tag beschränken. Dabei gilt: Lieber das ganze Obst verzehren, als einen Saft daraus pressen! Gemüse dagegen kann ohne Abstriche empfohlen werden.

!

Obst sollte wegen seines Fruktosegehalts auf zwei Portionen täglich begrenzt werden. Für Gemüse gibt es keine Einschränkung.

Wissenschaftlich ist eine Senkung von Herzinfarkten um ca. 20 % durch Obst- und Gemüseverzehr belegt, wobei heute, aus den oben erwähnten Gründen, der Schwerpunkt auf das Gemüse

Fruktose – der Wolf im Schafspelz

Fruktose kommt, wie Sie schon gelesen haben, in vielen Früchten natürlicherweise vor. Es besitzt eine 20-fach höhere Süßkraft als Haushaltszucker. Da Haushaltszucker allgemein als ungesund bekannt war, trat Fruktose als Alternative ihren Siegeszug an – damit trieb man quasi den Teufel mit dem Beelzebub aus. Da Fruktose den Blutzuckerspiegel im Blut nur langsam steigert, wurde sie sogar als „Diabetikerzucker" gehandelt. Sie wird vom Körper, ohne dass Insulin dazu notwendig ist, aufgenommen und verwertet. Die verheerenden Auswirkungen größerer Mengen wurden erst nach und nach deutlich, denn in der Leber wird Fruktose zu Fett (zu Triglyceriden) verarbeitet – mit all den verhängnisvollen Folgen für den Stoffwechsel. Die Blutfette werden beträchtlich in die Höhe getrieben und zudem Bluthochdruck, Leberverfettung und Diabetes Typ 2 massiv begünstigt. Durch eine Erhöhung der Harnsäure leistet Fruktose zudem Gicht und Nierenschäden Vorschub. Dadurch, dass sie in der Lebensmittelindustrie inzwischen in großen Mengen verarbeitet wird, hat diese Problematik für die Ernährung eine außerordentliche Bedeutung bekommen. Industriell wird vor allem mit Fruktose versetzter Sirup aus Maisstärke, HFCS („high-fructose corn syrup") genannt, verwendet.

!

Vermeiden Sie Produkte mit Fruktose oder Glukose-Fruktose-Sirup in der Zutatenliste.

gelegt werden muss. Die Wirksamkeit dieser Nahrungsmittel erklärt sich zum einen durch den oft höheren Gehalt an Ballaststoffen – vor allem die löslichen Ballaststoffe tragen zur Cholesterinsenkung bei –, zum anderen durch den relativ niedrigen Kaloriengehalt pro 100 g. Nicht zuletzt besitzen die sekundären pflanzlichen Stoffe eine Vielzahl schützender Effekte für den Organismus.

Eine Erhöhung der Obst- und Gemüsezufuhr hat neben einer Reduktion des Cholesterins unter anderem in der DASH-Studie den Blutdruck bedeutend um 11 mmHg für den oberen (systolischen) Wert gesenkt, sodass auch auf diesem Weg unter anderem Herz und Gefäße nochmals entlastet werden. Schon eine Portion Gemüse täglich vermindert das Schlaganfallrisiko um 6 %.

Limonade besser kalorienreduziert

> **!**
>
> Kalorien aus Getränken erzielen nicht dieselbe Sättigung wie die gleiche Kalorienmenge in fester Form. Deshalb belasten Getränkekalorien den Stoffwechsel und das Gewicht.

Mit Getränken nehmen wir, oft ohne es richtig zu registrieren, große Mengen an Kalorien auf. So schlagen schon 0,5 Liter Cola mit über 300 Kalorien zu Buche. Nach wie vor hält sich das Gerücht, dass künstlich gesüßte Lebensmittel, also auch Getränke, dazu führen, dass das Verlangen nach Süßem steigt. Um diese These zu prüfen, verglichen Wissenschaftler eine Gruppe, die auf künstlich gesüßte Speisen und Getränke zurückgriff, mit einer zweiten, die Zucker benutzte. Es war ihnen erlaubt, sonst frei nach Wunsch zu essen und zu trinken. Nach zehn Wochen wurde deutlich, dass die Gruppe, die Zuckerersatz wählte, deutlich weniger Kalorien zu sich nahm, und auch das Gewicht lag in dieser Gruppe deutlich unter dem der Zuckernutzer. Es ließ sich sogar feststellen, dass der Verzehr von Getränken mit Zuckerersatz dazu führte, dass weniger Süßes insgesamt verzehrt wurde. Die These, dass künstlich gesüßte Produkte nichts nützen, ist daher wissenschaftlich widerlegt.

Meiner Meinung nach sind Süßstoffe wie Aspartam, Cyclamat, Acesulfam oder Saccharin gegenüber Zucker folglich die deutlich bessere Alternative zum Abnehmen und Gewichthalten. Generell sollte Wasser oder Mineralwasser aber dic Grundlage für die Flüssigkeitsaufnahme bilden.

Alkohol nur in Maßen

Vor vielen Jahren erregte eine Studie Aufsehen: Der Vergleich des Fettkonsums eines Landes mit der Häufigkeit an Herzinfarkten ergab eine Korrelation – allerdings nicht bei den Franzosen, die deutlich weniger Herzinfarkte aufwiesen, als es ihrem Fettverbrauch entsprechen müsste. Diese Beobachtung wurde als „Französisches Paradoxon“ bekannt und schnell wurde vermutet, dass es mit dem regelmäßigem Weinkonsum zusammenhängen könnte. Es folgten weitere Recherchen zur Wirkung von Alkohol insbesondere auf das Herzinfarktrisiko, die beispielsweise bei über 50.000 Amerikanern eine um ungefähr ein Drittel reduzierte Herzinfarktrate aufdeckten, wenn regelmäßig Alkohol konsumiert wurde. Zu einem ähnlichen Ergebnis kam ein italienischer Forscher, Professor De Gaetano, der bei einem Weinkonsum von höchstens 150 ml pro Tag eine Senkung des Herzinfarktrisikos um ein Drittel beobachtete.

Den schützenden Effekt entfaltet Alkohol unter anderem, indem das HDL-Cholesterin erhöht wird. Obwohl die Neutralfette auch etwas ansteigen, überwiegt bei mäßigem Alkoholkonsum der vorteilhafte HDL-Anstieg. Wein hat dabei gegenüber anderen Spirituosen keinen gesundheitlichen Vorteil, wie auch eine Untersuchung von 2011 aufzeigte. Dass er oft als besonders schützend angesehen wird, hängt auch damit zusammen, dass viele Studien einfach nur Wein untersuchten. Zudem könnte Weinkonsum mit einem vergleichsweise höheren Lebensstandard und damit einer im Mittel gesünderen Lebensweise im Zusammenhang stehen. Und schließlich wird beim Konsum von Wein seltener eine schädliche Grenze überschritten als bei Spirituosen.

!

Insgesamt ist bei Alkohol aber Zurückhaltung angeraten, vor allem bei erhöhtem Blutdruck.

Insgesamt ist bei Alkohol aber Zurückhaltung angeraten, vor allem bei erhöhtem Blutdruck. Auch die Kalorienmenge von Alkohol mit 7 kcal pro Gramm ist nicht zu vernachlässigen. Damit kommt man bei ¼ l Wein auf ca. 200 kcal, bei 500 ml Bier auf etwa 250 kcal. Wenn diese zu einer ausgeglichenen Ernährung hinzukommen, addieren sie sich bei täglichem Genuss zu 1400 kcal beim Wein bzw. 1750 kcal beim Bier pro Woche, was etwa 1 kg Gewichtszunahme pro Monat beim Bier entspricht. In jedem Fall müssen die zusätzlichen Kalorien also berücksichtigt und anderweitig eingespart werden.

Frauen verstoffwechseln Alkohol deutlich schlechter als Männer, sodass bei Frauen allgemein nur die Hälfte der Menge empfohlen wird, also maximal 10 bis 15 g Alkohol gegenüber 20 bis maximal 30 g Alkohol bei Männern, was einer Menge von 200 bis 250 ml Wein bei Männern und der Hälfte davon bei Frauen entspricht.

!

Geringe Mengen Alkohol (z. B. max. 250 ml Wein bei Männern und 125 ml bei Frauen täglich) sind in der Regel in Ordnung.

Zusammenfassend lässt sich sagen, dass Alkohol in kleinen Mengen von bis zu 250 ml Wein täglich bei Männern und der Hälfte davon bei Frauen mit einer Verringerung von Herzinfarkten einhergeht. Mengen, die darüber hinausgehen, sind als schädlich anzusehen. Generell kann ich Ihnen nicht empfehlen, Alkohol für Ihre Gesundheit einzusetzen, da die Risiken, wie Abhängigkeit, Leberschäden oder Übergewicht, nicht zu vernachlässigen sind. Vorsicht ist auch bei Bluthochdruck und erhöhten Triglyceriden geboten. Wer ansonsten gerne ab und an ein wenig Alkohol – bis zu der erwähnten Menge – trinkt, braucht es aus kardiologischer Sicht, mit den genannten Ausnahmen, nicht aufzugeben.

Getränke und Gewürze zur Cholesterinsenkung

Einige kalorienfreie Getränke wirken sich nachweislich günstig auf den Stoffwechsel aus und senken das Risiko für Herz-Kreislauf-Erkrankungen. Sie tragen zur Sättigung bei und vermindern auf diesem Weg die Kalorieneinnahme mit der nächsten Mahlzeit. Dies gilt für grünen Tee und auch für Kaffee. Durch die Auswahl dieser Getränke können Sie also einen Beitrag zur Senkung des Cholesterinspiegels und des Erkrankungsrisikos leisten und, falls erwünscht, das Abnehmen auf einfache Weise zu unterstützen. Noch besser als herkömmlicher Kaffee wirken grüne Kaffeebohnen. Sie sind im Gegensatz zu den üblichen Kaffeebohnen nicht geröstet und auch als Extrakt erhältlich.

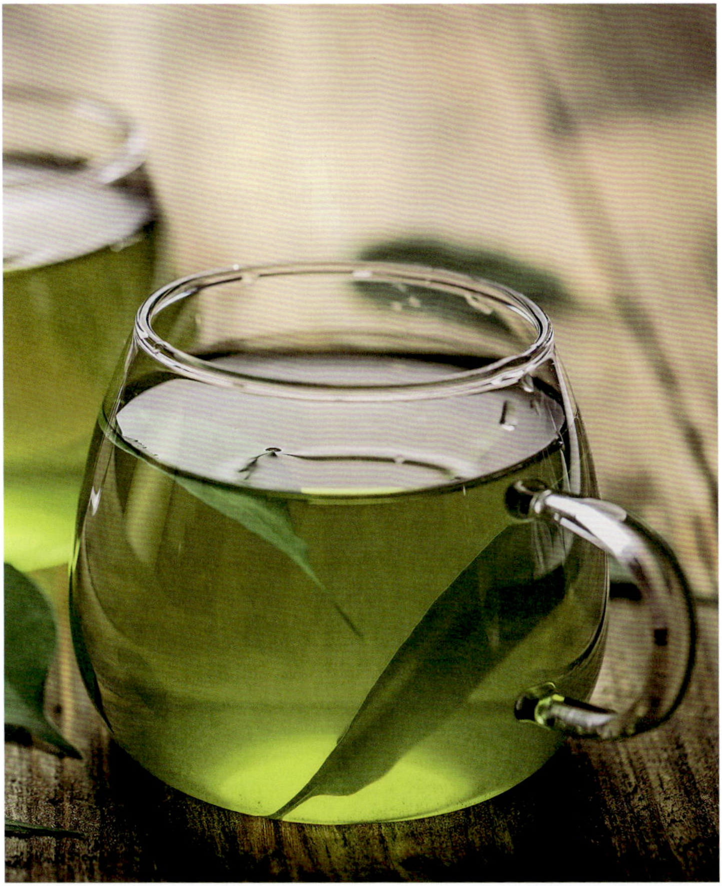

Grüner Tee – und auch Kaffee – wirkt günstig auf den Stoffwechsel und senkt das Risiko für Herz-Kreislauf-Erkrankungen.

Zu den weiteren getesteten Produkten, die ähnlich wie grüner Tee zu einer Erhöhung der Wärmebildung im Körper führen und damit die Fettverbrennung ankurbeln, zählen schwarzer Pfeffer, Capsaicin, das in Paprika, Chili und Cayennepfeffer vorkommt, sowie Ingwer.

!

Die mediterrane Kost ist eine sehr wirksame Ernährung, die eine LDL-Senkung um über 10 % und einen bedeutenden Rückgang des Herzinfarktrisikos ermöglicht.

Herzgesunde Mittelmeerkost

Die Mittelmeerkost gilt aus mehreren Gründen als besonders gesundheitsfördernd. Allerdings ist der Name irreführend, weil über 20 Staaten an das Mittelmeer grenzen – mit sehr unterschiedlichen Essgewohnheiten. Typisch für die Mittelmeerdiät ist aber ganz allgemein ihr hoher Anteil an pflanzlichen Nahrungsmitteln wie Obst, Gemüse, Nüsse und Pflanzensamen. Weiterhin zählen regelmäßiger Fischkonsum und der zurückhaltende Verzehr von rotem Fleisch zugunsten von Geflügel zu ihren Merkmalen. Aufgrund des natürlichen Vorkommens von Oliven in weiten Teilen dieser Region wird hauptsächlich deren Öl verwendet, das reich an einfach ungesättigten Fetten ist. Der in einigen dieser Länder übliche Weinkonsum gehört mehr zur Lebensart und als Genussmittel nicht zu den wichtigen Nahrungskomponenten der Mittelmeerkost. Diese Art der Mittelmeerdiät vereint viele der heute anerkannten Grundsätze einer gesunden Ernährung, wie den hohen Anteil an einfachen ungesättigten Fetten aus Olivenöl und an mehrfach ungesättigten Fetten aus Fisch, einen begrenzten Fleischkonsum und dadurch weniger gesättigte Fette sowie reichlich pflanzliche Ballast- und Sekundärstoffe in den Gemüse-, Obst- und Olivenanteilen.

Die mediterrane Kost stellte ihr Potenzial in einer Studie (ATTICA) unter Beweis, bei der eine signifikante Senkung des LDL, des Gewichts und des Blutdrucks sowie ein Rückgang von Herzerkrankungen um fast 50 % gezeigt werden konnte. Viele Prinzipien der Mittelmeerkost stimmen mit den in diesem Buch gegebenen Empfehlungen zur Ernährung überein und ihre hohe Wirksamkeit spricht für eine entsprechende Ernährungsumstellung.

Mikronährstoffe – das nächste Level der Ernährung

Eine angemessene Menge an Kalorien in der Nahrung und die richtige Zusammensetzung und Auswahl der Hauptkomponenten Kohlenhydrate, Fette und Eiweiß stellen die Basis einer gesunden und auf die Blutfette zugeschnittenen Ernährung dar. Aber nicht nur diese Makronährstoffe sind für die Gesundheit und das Leistungsvermögen notwendig. Eine Reihe von Stoffen benötigt der Körper nur in geringen Mengen für viele Funktionen, die ohne diese sogenannten Mikronährstoffe nicht ablaufen können.

Vitamine

Die bekanntesten Mikronährstoffe sind die Vitamine. Etwa jeder Dritte nimmt nach Untersuchungen der nationalen Verzehrstudie Nahrungsergänzungsmittel ein, oft im Glauben, einen Mangel nicht erst entstehen zu lassen. Dabei weiß man heute, dass die Zugabe von Vitaminpräparaten ohne medizinischen Grund nicht nur unnötig, sondern sogar schädlich sein kann. So gibt es Hinweise darauf, dass die Zufuhr von Vitamin A in Tablettenform zu erhöhtem Krebsrisiko und mehr Herzerkrankungen führt und Vitamin E die Sterblichkeit erhöhen kann.

Bis auf medizinisch begründete Ausnahmen ist es viel ratsamer, die notwendigen Vitamine aus natürlichen Produkten zu beziehen. Sie enthalten zusätzlich wichtige Stoffe wie Flavonoide, welche die Wirkung von Vitamin C erhöhen und darüber hinaus schützende Effekte ausüben. In natürlichen Lebensmitteln wirken zu den einzelnen Vitaminen zusätzlich hunderte von Mikronährstoffen: Genau das erklärt den Unterschied zwischen dem überwältigenden Nutzen einer obst- und vor allem gemüsereichen Ernährung und den negativen Wirkungen von Vitaminpräparaten. Vollkornprodukte punkten auch bei den Mikronähr-

> **!** Es ist medizinisch ratsam, Vitamine aus natürlichen Quellen zu beziehen.

stoffen deutlich gegenüber den Auszugsmehlprodukten, die durch den Ausmahlvorgang ca. 90 % des Vitamins B1 und 80 % des Eisengehalts verlieren, daneben einen Großteil des Magnesiums und Selens.

Neben den bekannten Funktionen von Vitamin C, unter anderem zur Infektabwehr, wirkt es bei der Produktion von L-Carnitin (siehe S. 80) und bei der Fettverbrennung. Es hilft also beim Senken der Blutfette und beim Abnehmen. Mit der empfohlenen Menge an Gemüse und Obst ist eine angemessene Zufuhr einfach zu sichern.

!

Der Vitamin-D-Spiegel ist im Winter oft zu niedrig. Von Oktober bis März sind bei niedrigem Spiegel vorbeugend 1.000 IE Vitamin D3 täglich sinnvoll.

Eine ausreichende Vitaminzufuhr ist für viele Organfunktionen unabdingbar – aber leider nicht immer einfach. Eine angemessene Versorgung mit Vitamin D beispielsweise ist vor allem im Winter nicht immer gewährleistet, weil ein Großteil von Vitamin D durch Sonneneinwirkung in der Haut produziert wird. Vitamin D hat wichtige Funktionen für die Organe, unter anderem für die Knochenstruktur, und es verbessert die Sättigung und erhöht den Grundumsatz. Auf diesem Weg trägt Vitamin D zu einem gesunden Blutfettspiegel bei. Ein Mangel kann zudem den Blutdruck und so das Gefäßrisiko weiter erhöhen. Im Zweifel kann mittels eines einfachen Bluttests der Vitamin-D-Spiegel bestimmt werden. Liegt dieser zu niedrig, ist die gezielte Zufuhr sinnvoll und trägt zur Herz- und Gefäßgesundheit bei.

Sekundäre Pflanzenstoffe

Die herz- und gefäßschützende Wirkung vieler Lebensmittel wird unter anderem über ihren Gehalt an sekundären Pflanzenstoffen entfaltet. Das sind natürliche Stoffe, die in Pflanzen als bioaktive Substanzen wie beispielsweise Farbstoffe oder Geschmacksstoffe vorkommen. Sie dienen den Pflanzen entweder als Schutz vor Fressfeinden oder sogar als Lockmittel für Insekten.

Polyphenole

Wenn eine Gruppe von Mikronährstoffen den Namen eines „Allrounders“ verdient, dann die Polyphenole. Ihnen werden antioxidative Effekte wie Leistungssteigerung nachgesagt. Zugleich werden schützende Wirkungen gegen Herzinfarkte diskutiert und antientzündliche Effekte sowie ein gewisser Schutz gegen Krebs vermutet. Speziell in der Lipidbehandlung, also der Cholesterinbehandlung, bieten die herzschützenden Eigenschaften ebenso wie die antioxidativen Effekte wirkungsvolle Ansätze.

Durch einen besonders hohen Anteil an Polyphenolen tun sich unter anderem Grapefruit, Granatapfel, Beerenobst, Walnüsse, Trauben und Wein hervor. Das Naringin, ein spezielles Polyphenol aus der Grapefruit, hilft, das besonders gefährliche oxidierte LDL-Cholesterin zu neutralisieren.

!

Für Mandeln wurde eine Erhöhung des HDL demonstriert, die zu einer weiteren Optimierung der Blutfette beiträgt.

Flavonoide

Die häufigsten Polyphenole sind die Flavonoide, die vor allem als Radikalfänger fungieren. Freie Radikale bilden aggressive Sauerstoff- und Stickstoffmoleküle, die das Erbgut und weitere wichtige Strukturen unserer Zellen schädigen können. Die Radikalfänger nehmen die Funktion einer Stoffwechselpolizei ein und machen die Radikale unschädlich. Flavonoide verbessern die Fließfähigkeit des Blutes und senken das LDL-Cholesterin. Das gute HDL-Cholesterin bleibt unberührt.

Gute Quellen sind zum Beispiel Sellerie, Paprika, Zwiebeln, Äpfel, Rote Bete, rote Trauben, Äpfel und Beeren.

!

Neben Vitamin C gehören die Flavonoide zu den wirksamsten Substanzen für den Schutz der Körperzellen.

Phytosterole

Die gesundheitsfördernden Eigenschaften von Nüssen sind unter anderem auf ihren Gehalt an Phytosterolen zurückzuführen, die unter anderem die Cholesterinkonzentration im Blut senken. In einer amerikanischen Studie, an der sage und schreibe 120.000 Krankenschwestern teilnahmen, traten mehr als ein Drittel weni-

!

20 g Nüsse täglich senken das LDL um 10 % und das Herzinfarkt-Risiko um 30 %.

ger Herzinfarkte bei denjenigen auf, die regelmäßig mindestens 140 g Nüsse pro Woche verzehrten. Durch ihren hohen Anteil an ungesättigten Fettsäuren, vor allem an Alpha-Linolensäure, verringern Nüsse das LDL-Cholesterin. Die Senkung des LDL-Cholesterins beläuft sich nach Studiendaten auf ca. 10 mg/dl – gute Gründe, Nüsse mit in den Nahrungsplan aufzunehmen. Für die empfohlene Menge an Obst und Gemüse von „5 am Tag", können 25 g Nüsse als eine Portion gewählt werden. Die Kalorienmenge von ca. 150 kcal für 25 g Nüsse sind vor allem zu beachten, wenn man abnehmen möchte, halten sich aber im Vergleich zu herkömmlichen Schokosnacks in Grenzen.

Besonders zu empfehlen sind Walnüsse, Erdnüsse, Pistazien, Mandeln, und bei den exotischeren vor allem die Macadamianuss.

Mit ein paar Nüssen im Salat verringern Sie auf genussvolle Weise Ihren LDL-Cholesterinwert.

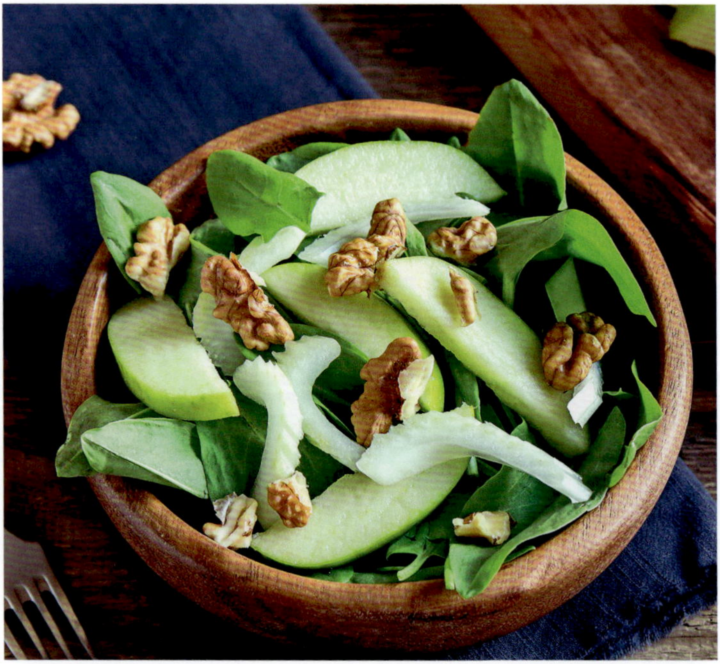

Coenzym Q10

Oft als Mittel gegen das Altern gepriesen, genießt das Coenzym Q10 eine große Popularität und kommt in verschiedensten Aufbereitungen zur Anwendung. Im Organismus ist die Energiegewinnung eng an diese Substanz gebunden. Vor allem, wenn viel Energie verbraucht wird, wie bei Sportlern, aber auch unter Stresssituationen, steigt der Bedarf merklich. Für Menschen mit einem hohen Cholesterinspiegel besitzt dieses Coenzym eine besondere Bedeutung, wenn Statine (siehe Seite 141) zur Cholesterinsenkung eingenommen werden, da diese die Bildung von Coenzym Q10 vermindern. Grundsätzlich sollten alle, die viel leisten und damit auch hohe Energiemengen verbrauchen, auf eine gute Versorgung mit dem Coenzym Q10 achten.

> !
> Wer Statine einnimmt, sollte auf eine gute Versorgung mit Coenzym Q10 achten.

Gute Lieferanten an Coenzym Q10 sind Fische, dabei besonders Makrele, Fleisch, aber auch Kohl, Spinat, Brokkoli, Olivenöl und Vollkornprodukte.

Zink

Das Spurenelement Zink gehört zu den Verkaufsschlagern unter den Nahrungsergänzungsmitteln. Ein Zinkmangel äußert sich durch eine erhöhte Infektanfälligkeit, bei der oft grippale Infekte, Mandelentzündungen etc. rasch nacheinander auftreten können. Auch Haarausfall, Wachstumsstörungen, Abgeschlagenheit oder Konzentrationsschwierigkeiten werden als Folge eines Zinkmangels beobachtet. Damit sind die Funktionen des Zinks aber noch nicht erschöpft. Es erfüllt wichtige Aufgaben bei der Blutbildung und im zentralen Nervensystem. Als Radikalfänger schützt es, ähnlich wie Vitamin C und die Polyphenole, die Zellen vor Alterungsprozessen.

Die notwendige Menge von 7 mg bei Frauen und 10 mg bei Männern ist im Normalfall mit einer ausgewogenen Ernährung problemlos zu decken. Der Bedarf kann allerdings durch einseitige Diäten oder bei Leistungssportlern steigen. Ob Zink Erkältun-

Gute Kalziumlieferanten sind Milch und Milchprodukte, am besten in den fettreduzierten Varianten, des Weiteren Vollkornprodukte, Grünkohl, Spinat und Nüsse.

Magnesium

Dieser Mineralstoff stabilisiert den Herzrhythmus und die Funktion der Muskulatur. Zugleich macht er unempfindlicher gegenüber Stress, weil er die Freisetzung von Adrenalin und Noradrenalin dämpft. Weniger bekannt ist, dass Magnesium vor Diabetes schützt.

> !
>
> Magnesium schützt vor Stress, aber auch Diabetes. 150 mg täglich zusätzlich sind bei höherem Bedarf, wie vermehrtem Schwitzen oder Entwässerungsmitteln, sinnvoll.

Die empfohlene Magnesiumzufuhr von 300 mg bei Frauen und 350 mg bei Männern kann mit einer ausgeglichenen Ernährung gedeckt werden. Gewisse Konstellationen können den Bedarf an Magnesium erhöhen, wie vermehrtes Schwitzen, intensiver Sport oder häufig die Einnahme von Entwässerungsmitteln, z. B. bei Bluthochdruck. Aber auch Alkohol und höherer Kaffeekonsum, etwa über drei Tassen täglich, lassen den Magnesiumbedarf steigen. Bei höherem Bedarf kann die zusätzliche Einnahme eines Magnesiumpräparats hilfreich sein. Als zusätzliche Zufuhr genügen meistens 150 mg täglich. Da der Körper nur eine begrenzte Menge Magnesium auf einmal aufnehmen kann, empfiehlt es sich, statt 150 mg Magnesium auf einmal zu nehmen, diese Menge auf zwei Gaben zu verteilen. So wird die verwertete Menge Magnesium deutlich erhöht.

Um auf natürlichem Weg die Magnesiumaufnahme zu erhöhen, eignen sich Vollkornprodukte, Nüsse und eine Vielzahl an Gemüsesorten wie Brokkoli, Erbsen oder Bohnen.

Eisen

Dieses Mineral wird in größeren Mengen für die Blutbildung benötigt; liegt ein Mangel vor, sinkt die Zahl der roten Blutkörperchen und es kommt zu einer Anämie. Da in den roten Blutkörperchen der Sauerstoff transportiert wird, äußert sich ein Mangel

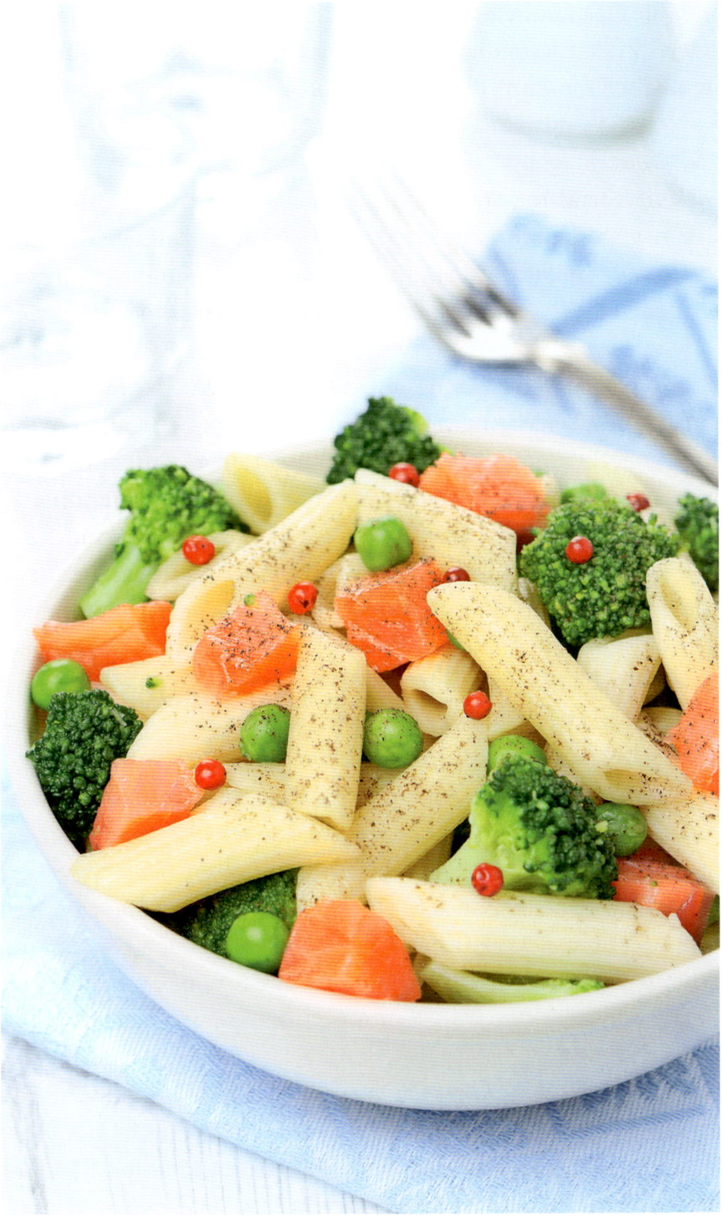

Brokkoli, Erbsen und Lachs – ein gutes Team für Herz und Gefäße.

mit Leistungsabfall, Atemnot und Müdigkeit. Aber bereits bevor sich ein Eisenmangel mit einer Anämie manifestiert, kann er zu deutlichen Beschwerden in Form von Erschöpfung, Konzentrationsmangel und Haarausfall führen. Ein Eisenmangel betrifft ca. 15 % aller Frauen vor der Menopause, aber auch über 5 % aller Männer. Ursachen können unter anderem eine unausgewogene Ernährung oder chronische Blutverluste sein, bei Frauen häufig durch die Monatsblutung.

Vor einer Zufuhr von Eisenpräparaten ist es zwingend erforderlich, einen eventuellen Mangel anhand einer Blutuntersuchung zu überprüfen und die Ursachen festzustellen. Diese Untersuchung umfasst die Werte von Hb, Eisen, Ferritin, Vitamin B12, Folsäure. Ein Eisenersatz sollte dann unter ärztlicher Kontrolle erfolgen, weil auch zu viel Eisen zu ernsten gesundheitlichen Schäden führen kann.

In der Nahrung findet sich Eisen in Fleischerzeugnissen, aber auch in Vollkornbrot, weißen Bohnen und Linsen.

L-Carnitin

Im Fettstoffwechsel steigert L-Carnitin die Verbrennung langkettiger Fettsäuren, daher ist diese körpereigene Substanz bei Sportlern als Nahrungsergänzung beliebt. Eine Verbesserung der Leistungsfähigkeit im Sport ist theoretisch durch die gesteigerte Fettverbrennung denkbar. Auch wenn zur Wirksamkeit widersprüchliche wissenschaftliche Daten existieren, bestehen Hinweise auf eine gewisse Leistungssteigerung und auch eine verbesserte Regeneration nach körperlicher Belastung. Bei Kostformen mit wenig oder ohne Fleisch und sportlicher Betätigung kann die L-Carnitin-Versorgung eingeschränkt sein. Eine weitere Senkung passiert durch häufige Infekte und bei Frauen durch die Menstruation.

> !
>
> L-Carnitin, z. B. aus Milch, hilft bei der Senkung und gegen die Oxidation von LDL.

Größere Mengen L-Carnitin sind in Milch, Rind- und Lammfleisch enthalten. Es liegen Hinweise vor, dass L-Carnitin das

LDL-Cholesterin senkt und zudem die gefährliche Oxidation des LDL reduziert, sodass individuell die Einnahme von L-Carnitin erwogen werden kann.

Chrom

Dieses weitgehend unbekannte Spurenelement ist gerade bei erhöhten Blutfetten wichtig, denn als Bestandteil des Insulins ist es an einer Vielzahl maßgeblicher Stoffwechselvorgänge beteiligt. In einer Studie Ende der 1990er-Jahre nahmen Teilnehmer unter Zugabe von Chrom wesentlich stärker an Gewicht ab, wobei vor allem der Fettanteil zurückging. Diese Transformation der Körperzusammensetzung zieht eine merkliche Verbesserung der Blutfette nach sich mit einer Verringerung des LDL-Cholesterins sowie der Triglyceride unter gleichzeitiger Erhöhung des HDL.

Bedeutende Mengen an Chrom sind in Gerste, Paranüssen, Brokkoli und in Vollkornprodukten enthalten.

!

Chrom z. B. aus Paranüssen, Brokkoli und Vollkornprodukten helfen die Blutfette zu normalisieren und abzunehmen.

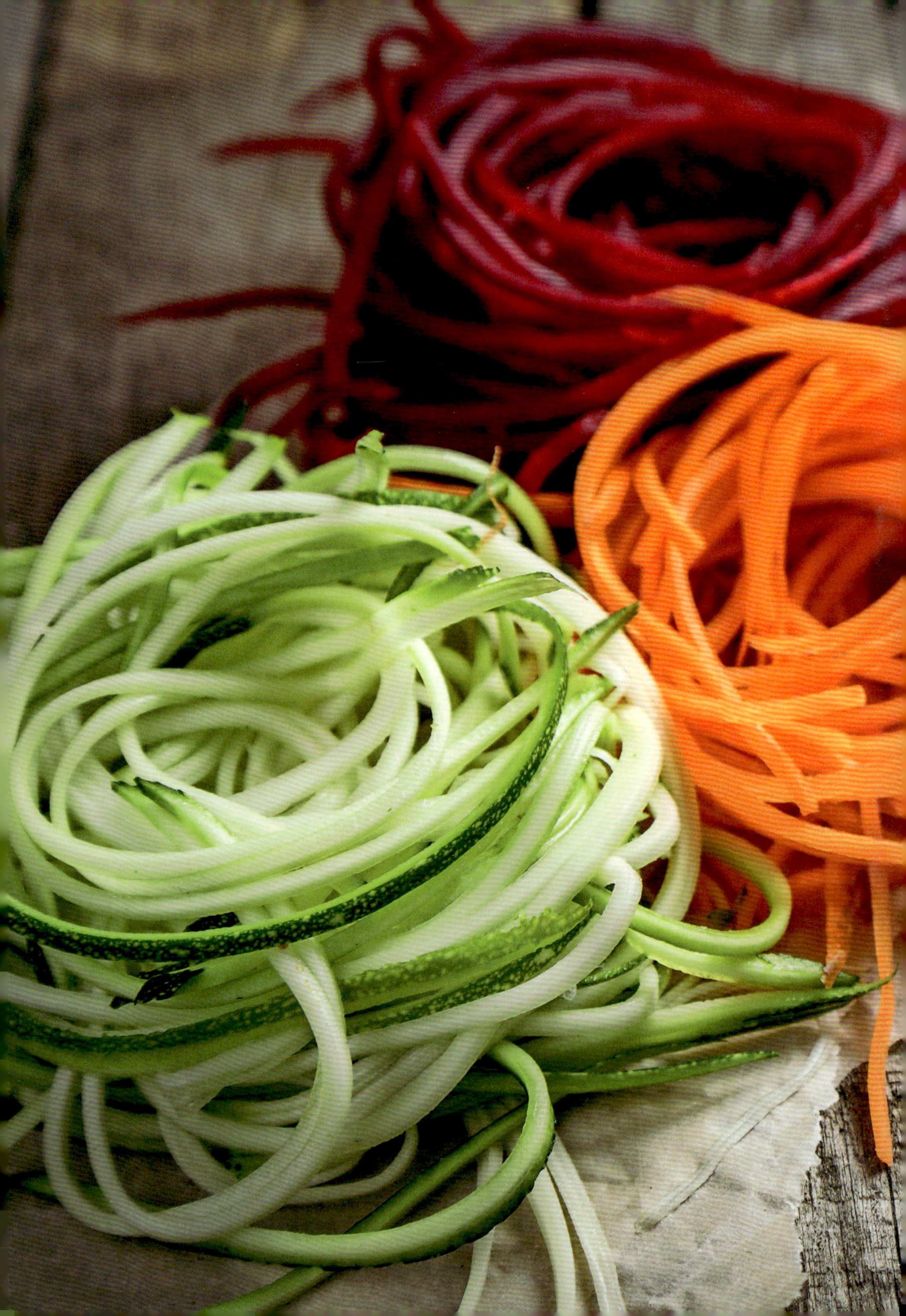

DURCH ABNEHMEN DAS CHOLESTERIN SENKEN

Wie Sie inzwischen wissen, erhöht Übergewicht den Cholesterinspiegel deutlich. Den überflüssigen Pfunden zu Leibe zu rücken, ist folglich eine sehr effektive Maßnahme gegen zu hohe Blutfette. Abnehmen hilft aber auch gegen die anderen Risikofaktoren für Gefäßerkrankungen – mit einem geringeren Gewicht schlagen Sie also mehrere Fliegen mit einer Klappe. In diesem Kapitel gebe ich Ihnen viele belegte und erprobte Tipps, wie Sie am besten abnehmen und Ihr Gewicht dann auch dauerhaft halten.

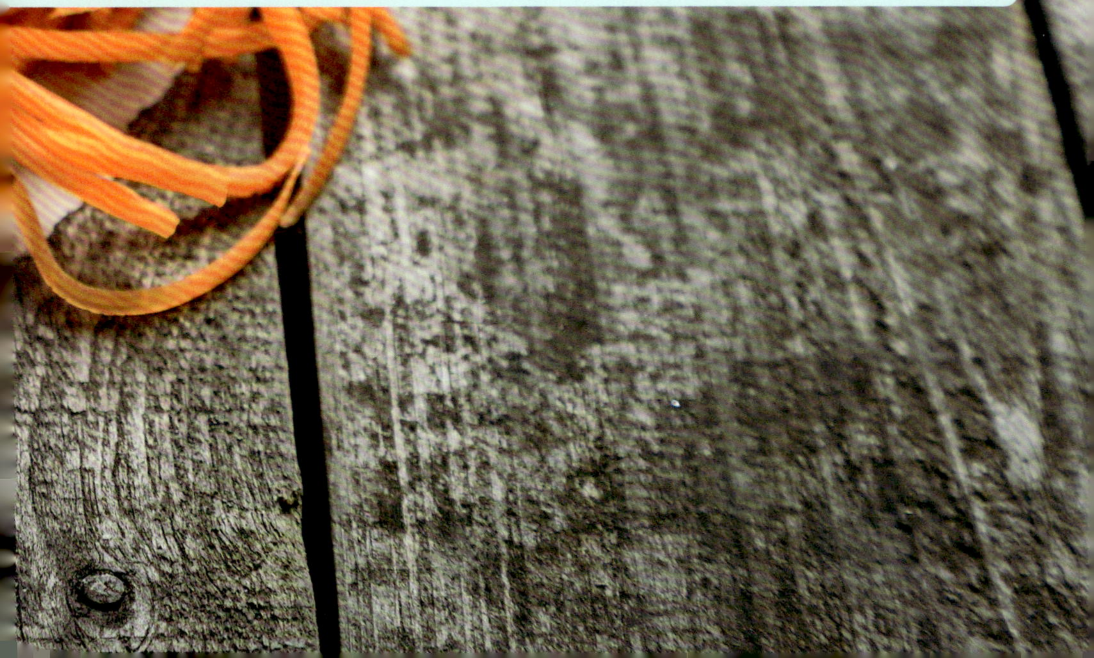

Warum Abnehmen so wichtig ist

Übergewicht schadet Menschen mit hohem Cholesterin gleich mehrfach: Zum einen steigt das Cholesterin mit Zunahme des Körpergewichts, genauer gesagt des Fettanteils im Körper. Gleichzeitig geht aber auch das „gute“ HDL-Cholesterin zurück und die Triglyceride klettern hoch. Gerade bei erhöhtem Cholesterin ist es von größter Bedeutung, die anderen Risikofaktoren zu minimieren, weil sich die von ihnen ausgehende Gefäßschädigung bei erhöhtem Cholesterin überproportional verschärft. Aus diesem Grunde senkt bei hohen Blutfetten eine Gewichtsreduktion deutlich das Gefäßrisiko – auch wenn Sie nur mäßig übergewichtig sind.

Cholesterin ist ein Risikofaktor für Gefäßerkrankungen

Erhöhter Blutdruck als einer der bedeutsamsten weiteren Risikofaktoren für Herz- und Gefäßkrankheiten steigt bei Übergewicht weiter an, denn im Fettgewebe wird mehr Angiotensinogen gebildet, ein blutdrucksteigerndes Hormon. Das ist einer der Gründe für den Blutdruckanstieg, der bei Übergewicht beobachtet wird – und umgekehrt für die Verbesserung des Blutdrucks nach dem Abnehmen. Dieser wichtige zusätzliche Risikofaktor wird durch eine Verringerung des Fettgewebes wirksam gesenkt.

Hinzu kommt, dass durch den erhöhten Insulinspiegel Natrium und Wasser im Körper zurückgehalten werden, die zusätzlich den Blutdruck anheben. Das Hormon Leptin, das in den Fettzellen gebildet wird, stimuliert dazu noch das Nervensystem (das sogenannte sympathische Nervensystem) und treibt den Blutdruck zusätzlich in die Höhe. Die Folge ist, dass der Blutdruck mit jedem Kilogramm Gewicht im Mittel um 1,5 mmHg klettert, also um ca. 15 mmHg bei 10 kg Gewichtszunahme, aber um denselben Umfang wieder sinkt, wenn das Gewicht reduziert wird.

!

Bei Übergewicht senkt schon eine mäßige Gewichtsabnahme das LDL, die Triglyceride und den Blutdruck um ca. 1,5 mmHg pro Kilo Gewichtsreduktion.

Ein dritter Hauptrisikofaktor für Gefäßerkrankungen, der Diabetes mellitus, steht in engem Zusammenhang mit Übergewicht.

Durch die Ausbildung einer Insulinresistenz leistet Übergewicht dem Diabetes mellitus Vorschub. Das Diabetes-Typ-2-Risiko wurde in einer Untersuchung mit 3000 Personen um mehr als 50 % gesenkt, indem das Gewicht um 7 % reduziert wurde. Die erwähnten Effekte lassen bei einer Cholesterinerhöhung die Gewichtsreduktion zu einer besonders wirksamen Maßnahme avancieren.

Dass Übergewicht erst recht bei hohem Cholesterinspiegel von hoher Relevanz ist, zeigt auch die 2. Nationale Verzehrstudie aus dem Jahr 2008. Danach haben über 68 % aller deutschen Männer und 53 % aller deutschen Frauen Übergewicht. Das Bedürfnis nach verlässlichen Empfehlungen und sachlichen Informationen ist enorm, wie ich auch aus meiner ärztlichen Tätigkeit weiß.

Zu einiger Verwirrung haben Meldungen geführt, wonach in einigen Untersuchungen, z. B. in einer Studie mit über 50.000 Menschen über sechs Jahre, die beste Lebenserwartung nicht die „ganz Schlanken“, sondern die Personen mit einem BMI (siehe unten) von 25 bis 30 aufwiesen, der nach der WHO-Definition als übergewichtig gilt. Hier lag das Risiko, in dieser Zeit zu versterben, um 20 % niedriger als bei normalem BMI von 20 bis 25. Sicherlich wird dabei eine Rolle gespielt haben, dass sich in den Gewichtsklassen mit niedrigerem BMI auch Menschen mit schweren Krankheiten befinden, die aufgrund dessen ein geringeres Gewicht aufweisen. In einer wesentlich größeren Untersuchung an 900.000 Personen aus dem Jahr 2009 ließ sich erwartungsgemäß ein deutlicher Anstieg der Sterblichkeit mit zunehmendem Gewicht ab einem BMI von 25 feststellen. Am besten schnitten dabei Menschen mit einem BMI um 23 ab. Vor allem bei starkem Übergewicht nahm das Risiko eklatant zu.

Diese und ähnliche Daten geben Hinweise dafür, dass eine Gewichtsnormalisierung zwar nicht unbedingt das Ziel sein muss, allerdings eine Gewichtsreduktion dabei hilft, das Risiko für Herz-Kreislauf-Erkrankungen spürbar zu verringern. Vor allem bei starkem Übergewicht ist ein realistisches Zielgewicht viel sinnvoller und sollte zunächst bei der genannten Gewichtsreduktion von etwa 7 % ansetzen. Es kann nicht oft genug betont werden, dass eine solche Gewichtsabnahme aus gesundheitlicher Sicht eine enorme Verbesserung des Stoffwechsels und aller wesentlichen Risikofaktoren nach sich zieht, auch wenn das „Normalgewicht“ vielleicht noch in weiterer Ferne liegt.

Bauchfett erhöht die Blutfette wesentlich

!

Da es auch den wichtigen Risikofaktoren Blutdruck und Diabetes Typ 2 wesentlich Vorschub leistet, kommt dem Bauchfett eine zentrale Bedeutung zur Senkung des Herz- und Gefäßrisikos zu.

Vor allem das Fett im Bereich der Bauchorgane, in der Fachsprache als „viszerales Fett“ und landläufig als Bauchfett bezeichnet, trägt wesentlich dazu bei, die Blutfette zu erhöhen. Fettzellen bilden eine ganze Reihe von Hormonen und anderen Botenstoffen, die alle zusammen als Adipokine bezeichnet werden. Fettgewebe ist also viel mehr als ein reiner Energiespeicher, es handelt sich um ein Organ mit ausgeprägter Stoffwechsel- und starker Hormonaktivität. Um die 100 verschiedenen Hormone sind bisher bekannt, die im Fettgewebe gebildet werden. So gesehen verkörpert es das größte hormonbildende Organ im Körper und versieht damit, entgegen allen bisherigen Annahmen, wesentlich vielfältigere Aufgaben als die eines bloßen Fettspeichers.

Wichtiger noch als das Gesamtgewicht, das man auf die Waage bringt, ist der Anteil dieses speziellen Bauchfetts. Da man es nicht direkt messen kann, hat es sich bewährt, den Bauchumfang als Marker für das Bauchfett zu bestimmen. Als Obergrenze gelten bei Männern 102 cm und bei Frauen 88 cm. Spätestens also bei diesen bereits recht hohen Werten haben Menschen mit hohem LDL-Cholesterin ein bedeutsames Herz-Kreislauf-Risiko! In diesen Fällen gehört die Gewichtsreduktion zu den wichtigen Maßnahmen, um die Blutfette zu senken und das Risiko wesentlich zu verbessern.

Um den Bauchumfang richtig zu messen, messen Sie oberhalb des Darmbeins, also zwischen den Knochen, die man seitlich fühlt, und dem Ende des Brustkorbs. Die Messung wird bei entspanntem Bauch nach dem Ausatmen vorgenommen. Der Bauch darf nicht eingezogen werden und das Maßband sollte waagerecht verlaufen. Notieren Sie am besten diesen Ausgangswert, wenn Sie abnehmen, damit Sie Ihre Fortschritte deutlich sehen können.

Noch besser als mit dem einfachen Bauchumfang lässt sich das Risiko mit dem Verhältnis von Taillen- zu Hüftumfang abschätzen, der „Waist-to-Hip-Ratio". Damit wird auch die allgemeine Statur berücksichtigt, die ja den Bauchumfang mit beeinflusst. Wissenschaftliche Daten wie beispielsweise die INTERHEART-Studie belegen, dass dieser Wert das Herz-Kreislauf-Risiko akkurater als der BMI angibt.

Wie der Taillen-Hüft-Umfang zu bewerten ist, wird in der folgenden Tabelle beschrieben. Spätestens bei einem Wert über 0,8 bei Frauen und 0,9 bei Männern kann aus einer Gewichtsreduktion ein beträchtlicher Nutzen gezogen werden.

Herzinfarktrisiko gemäß der Waist-Hip-Ratio

INFARKTRISIKO	WAIST-HIP-RATIO	
	FRAUEN	MÄNNER
Hoch	> 0,85	> 1,0
Mittel	0,8–0,85	0,9–1,0
Niedrig	< 0,8	< 0,9

Sinken nach einer Fettabsaugung die Blutfette?
Der Gedanke ist naheliegend, den Blutdruck und den Blutzuckerstoffwechsel durch eine Fettabsaugung, die oft aus kosmetischen Gründen durchgeführt wird, zu regulieren. Vergleicht man nach einer Fettabsaugung von im Durchschnitt 10,5 kg diverse Werte wie Blutfette, Blutdruck etc. mit den Ausgangsbefunden, lässt sich dabei, im Gegensatz zur Gewichtssenkung durch diätetische Maßnahmen, allerdings keine relevante Besserung dieser Werte feststellen. Nur der Leptinspiegel sinkt nach einem solchen Eingriff. Grund dafür ist, dass bei der Fettabsaugung nur das oberflächliche Fettgewebe der Haut im Bauchbereich entfernt wird. Das entfaltet im Vergleich zum Bauchfett in der Bauchhöhle (Viszeralfett) nur wenig stoffwechselaktive Wirkungen. Das tief liegende, hormonaktive Bauchfett bleibt bei der Fettabsaugung erhalten. Um eine Gewichtssenkung durch Ernährungsumstellung und Bewegung kommt man also nicht herum.

Übergewicht ist auch genetisch bedingt

!

Bei Übergewicht spielt auch die Veranlagung eine Rolle.

Viel wird darüber diskutiert, ob Übergewicht hauptsächlich durch die Ernährung oder durch Veranlagung hervorgerufen wird. Einen ersten Hinweis darauf, dass die Veranlagung nicht zu unterschätzen ist, gibt die Beobachtung, dass Übergewicht in einzelnen Familien auffällig oft auftritt. Zwar könnte dies auch auf ähnliche Ernährungsgewohnheiten in der Familie zurückzuführen sein. Allerdings sieht man nicht selten in ein und derselben Familie trotz gleicher Bedingungen übergewichtige neben normalgewichtigen Familienmitgliedern, was wiederum dafür spricht, dass die individuelle Veranlagung eine größere Rolle spielt.

Um Licht in diese interessante Fragestellung zu bringen, hat man eineiige, also genetisch identische Zwillinge verglichen, die in unterschiedlichen Familien aufgewachsen waren. Würde die genetische Veranlagung keine Rolle spielen, wäre zu erwarten, dass das Gewicht der Zwillinge sich im Durchschnitt nicht stärker ähnelt als bei zwei beliebigen Individuen. Die Beobachtung war aber eine andere: Nur selten war einer der Zwillinge allein übergewichtig. Trotz unterschiedlicher Umwelteinflüsse wiesen in der Regel beide Zwillinge Übergewicht auf.

Auch bei ähnlicher Kalorienaufnahme kann das Abnehmen oft sehr unterschiedlich ausfallen. Dazu wurde ein interessanter Versuch unternommen: Die Teilnehmer erhielten pro Tag 1000 zusätzliche Kalorien über acht Wochen. Sie sollten sich obendrein wenig bewegen. Nun könnte man meinen, dass nach acht Wochen bis auf gewisse Schwankungen jeder Teilnehmer vergleichbar deutlich zunehmen würde. Doch weit gefehlt! Einige Teilnehmer brachten gut 4 kg mehr auf die Waage, andere hatten nur 0,36 kg zugenommen.

Es ist also kein Mythos, dass einige Menschen mehr essen können, ohne zuzunehmen, während andere viel schneller an Gewicht zulegen. Der Mehrverbrauch entsteht vermutlich durch eine minimale, aber lang dauernde Steigerung der Muskelanspannung und durch unbewusste Spontanaktivitäten in Form geringer Bewegungen. Diese teilweise fast unmerklichen Bewegungen, wie Anspannung beim Stehen, dezente, aber häufige Bewegungen, die unwillkürlich ablaufen, scheinen sich im Laufe des Tages zu einer beträchtlichen Summe aufzuaddieren. In der Fachsprache wird dieses Phänomen als NEAT bezeichnet (Non-Exercise Activity Thermogenesis), also Wärmeerzeugung, die durch unbewusste körperliche Aktivität zustande kommt.

Obwohl die individuelle, genetische Veranlagung beim Übergewicht eine Rolle spielt, bedeutet dies aber nicht, dass Übergewicht ein unabwendbares Schicksal darstellt. Erst wenn eine gegebene Veranlagung zu Übergewicht mit ungünstigen Einflüssen wie schlechten Ernährungsgewohnheiten, Bewegungsman-

!

Überzählige Kalorien werden nahezu vollständig im Fettgewebe gespeichert.

gel und Stress zusammentreffen, führt die Veranlagung auch zum manifesten Übergewicht: Kalorien, die den Bedarf überschreiten, werden nahezu vollständig im Fettgewebe gespeichert, weil Fett die einzige größere Speichermöglichkeit im Körper darstellt. Kommt weiteres Fett hinzu, werden neue Fettzellen gebildet, um die Speicher zu erhöhen. Während die vergrößerten Fettzellen sich beim Abnehmen wieder verkleinern, bilden sich neu produzierte Fettzellen nicht mehr zurück. Die größere Zahl an Fettzellen bleibt also auch nach dem Abnehmen lebenslang erhalten.

Durch Rückschritte nicht entmutigen lassen

Stress, Einsamkeit und Konflikte lösen bei einigen Menschen übermäßiges Essen aus. Dann fällt in diesen Situationen meist auch die Wahl auf ungesunde süße und fette Lebensmittel. Die angenehmen Gefühle durch das Essen sollen schwierige Situationen ausgleichen. Verständlicherweise geht in schwierigen Lebenssituationen die Motivation stark zurück, sich mit der Gesundheit zu befassen. Das ist aber kein Beinbruch: Lassen Sie sich durch solche Rückschritte nicht entmutigen und gehen Sie erneut den angestrebten Weg weiter.

Sehr wichtig ist es, nicht zu ehrgeizig sehr viele Veränderungen auf einmal zu versuchen, sondern diese nach und nach einzuführen. Viel erfolgversprechender ist es, zunächst einige Ernährungsgrundsätze umzusetzen, mit einem Bewegungstraining allmählich zu beginnen und sich beim Abnehmen realistische Ziele zu setzen. Leider werden durch die Werbung manchmal illusorische Ziele versprochen und dadurch extreme Erwartungen geschürt.

Das Gewicht richtig einordnen

Zur genauen Einteilung des Körpergewichts hat sich der Body-Mass-Index (BMI) bewährt, der sich aus dem Körpergewicht in Kilogramm und der Körperlänge in Metern folgendermaßen berechnet:

BMI = Körpergewicht in Kilogramm : (Körperlänge in Metern)^2

Für eine Person mit 76 kg bei 1,80 m beträgt der BMI damit 76: (1,80 x 1,80) = 23,5 kg/m^2. Die Weltgesundheitsorganisation WHO klassifiziert die BMI-Werte für Erwachsene nach folgendem Schema – unabhängig von Alter und Geschlecht:

BMI und Bewertung des Gewichts

GEWICHTSGRUPPE	BMI (IN kg/m²)
Untergewicht	< 18,5
Normalgewicht	18,5–25
Übergewicht	25–30
Adipositas (Fettsucht) Grad I–II	30–40
Adipositas (Fettsucht) Grad III	40 und mehr

Um den Cholesterinspiegel und darüber hinaus das Risiko für Herz- und Gefäßerkrankungen zu senken, ist ein BMI-Wert bis 25 optimal. Bei Werten, die darüber liegen, lohnt es sich, das Gewicht zu reduzieren. In jedem Fall wird eine Senkung des Gewichts bei einem BMI über 30 empfohlen. Wie Sie bereits wissen, müssen Sie bei höherem Übergewicht keineswegs Gewichtsnormalisierung anstreben, denn bereits eine Abnahme um 7 % des Körpergewichts verbessert sowohl Blutfette als auch Blutdruck bedeutend.

Eine Schwäche hat der BMI-Wert allerdings: Er kann nicht unterscheiden, ob jemand ein höheres Gewicht eventuell auch aufgrund eines höheren Muskelanteils hat. Denken Sie an einen muskulösen Gewichtheber, der auch mit 97 kg bei 1,80 m kein erhöhtes Risiko hat – ganz anders als der untrainierte Schreibtischtäter mit demselben BMI-Wert von in diesem Fall 30.

Nachhaltig abnehmen

!

Bei deutlichem Übergewicht ist es sinnvoll, zunächst ca. 7 % des Körpergewichts abzunehmen und nicht gleich eine Normalisierung des Gewichts anzupeilen.

Bevor Sie mit einer Gewichtsreduktion beginnen, ist es sinnvoll, sich zu vergegenwärtigen, wie viele Kilos weniger Ihnen sinnvoll und realistisch erscheinen. Es ist medizinisch oft weder notwendig noch realistisch, ein Normalgewicht um jeden Preis anzustreben. Um sich ein realistisches Ziel zu setzen, müssen mehrere Faktoren berücksichtigt werden. Neben dem Ausmaß des Übergewichts ist von Bedeutung, wie lange dieses besteht. Zudem sind das Lebensalter mit zu berücksichtigen und eventuelle gesundheitliche Einschränkungen, die die Bewegungsmöglichkeiten reduzieren. Ich wiederhole es noch einmal: Allgemein ist es viel sinnvoller, zunächst eine überschaubare Gewichtsabnahme von ca. 7 % des Körpergewichts anzupeilen, die nachweislich die Stoffwechselfunktionen und die Blutfette spürbar verbessert.

Ältere Menschen tun sich allgemein beim Abnehmen schwerer, denn ihr Energieverbrauch sinkt alle zehn Lebensjahre um rund 100 kcal täglich. In Deutschland werden im Mittel 4 kg in zehn Jahren zugenommen, sodass die meisten von uns mit 40 Jahren etwa 8 kg mehr auf die Waage bringen als mit 20. Genauso wie beim Abnehmen nie zu 100 % nur Fettgewebe vermindert wird, sondern auch immer ein gewisser Muskelanteil, wird umgekehrt beim Zunehmen nicht nur Fett angelegt, sondern zu ungefähr einen Viertel auch Muskulatur. Allerdings verschlechtert sich ohne Gegenmaßnahmen das Verhältnis zwischen Muskel- und Fettgewebe mit steigendem Alter. Schuld ist unter anderem der Abbau an Muskulatur, der mit zunehmendem Alter stattfindet. Offenbar sind aber noch weitere altersabhängige Stoffwechselveränderungen mit im Spiel, die zur Folge haben, dass z. B. die meisten 20-jährigen jungen Männer enorme Nahrungsmengen zu sich nehmen können, ohne zuzunehmen. 20, 30 oder mehr Jahre später hat die Mehrzahl zumindest einen deutlichen Bauchansatz oder muss einen ungleich größeren Aufwand treiben, um eine ähnliche Figur wie zuvor zu erhalten.

Der Ruheverbrauch eines Menschen kann mit etwa 22 kcal pro Kilogramm Körpergewicht angesetzt werden, wobei erhebliche Schwankungen bis zu 20 % je nach Veranlagung vorhanden sein können. Eine Frau mit 80 kg weist also einen Ruheverbrauch von 1760 kcal täglich auf (mit individuellen Schwankungen um bis zu 350 kcal). Bei Bewegung, körperlicher Arbeit und Sport steigt der Verbrauch entsprechend der geleisteten körperlichen Betätigung. Diese Kalorien kommen dann zu dem Ruheverbrauch dazu. Man kann den Ruheverbrauch bei überwiegend sitzender Tätigkeit mit 1,3, bei leichter körperlicher Betätigung mit 1,5 und bei stärkerer körperlicher Tätigkeit mit 1,7 multiplizieren, um den Gesamtverbrauch pro Tag zu berechnen. Im oberen Beispiel würde diese Frau bei sitzender Tätigkeit also 2280 kcal verbrauchen, bei stärkerer körperlicher Arbeit 2992 kcal.

!

Bei sitzender Tätigkeit verbraucht man ca. 30 kcal mal dem Körpergewicht täglich, allerdings mit starken Schwankungen – und im Alter weniger. Zum Abnehmen ist es sinnvoll, pro Tag ca. 500 kcal einzusparen.

Da ein Kilogramm Fett etwa 7000 Kalorien entspricht, muss man diese Kalorienmenge einsparen, um ein Kilo Fett abzubauen. Erfahrungsgemäß lassen sich mit einer Kürzung der Kalorienaufnahme um 500 Kalorien pro Tag zunächst etwa 0,5 kg pro Woche abnehmen. Daraus wird oft die folgende Rechnung abgeleitet: Wenn man pro Tag 500 Kalorien einspart, sind das pro Woche 3500 Kalorien, also der Gegenwert von 500 Gramm. Nun rechnen einige so weiter: Ich lasse den Nachtisch weg: 250 g Vanillepudding sind ca. 250 Kalorien, und verzichte abends auf mein Malzbier, 500 ml, ca. 270 Kalorien, und dann nehme ich pro Woche ein Pfund ab. Nach 20 Wochen habe ich dann endlich 10 kg abgenommen und damit mein Wunschgewicht pünktlich zur Badesaison. In den ersten Wochen funktioniert das zunächst auch, doch nach etwa sechs Wochen schauen viele verdutzt auf die Waage, denn plötzlich sinkt das Gewicht immer langsamer, und anstelle von 500 g geht die Anzeige nur noch um 300 g zurück, später sogar nur um 200 g pro Woche, bis sich nach zwölf Wochen nichts mehr rührt. Die Enttäuschung ist dann oft groß und der Betreffende fragt sich, was an der Rechnung nun nicht stimmt.

!

Der Körper verbraucht im Laufe der Gewichtsreduktion immer weniger.

Der Körper verbraucht im Laufe der Gewichtsreduktion immer weniger. Grund dafür ist, dass sich der Organismus an die reduzierte Kalorienzufuhr anpasst und seinen Ruhe- und auch seinen Gesamtumsatz absenkt. Zudem geht beim Abnehmen auch immer Muskelgewebe verloren und das mindert zusätzlich den Energieverbrauch. Man kann davon ausgehen, dass etwa zwei Drittel der Gewichtsabnahme auf Fettgewebe fällt, ein Drittel aber auf Muskulatur. Auch die Wärmebildung, die stets nach jeder Nahrungsaufnahme entsteht, geht beim und nach dem Abnehmen zurück, wodurch wiederum der Verbrauch sinkt. Schließlich muss bei jeder Aktivität auch weniger Gewicht bewegt werden, was erneut den Energieverbrauch mindert. Alle diese Mechanismen wirken sich gemeinsam so aus, dass der Kalorienverbrauch beim Abnehmen nach und nach mit dem Gewicht abfällt und so das weitere Abnehmen und später auch das Halten des erreichten Gewichts merklich erschwert. Im Endergebnis führen diese Umstände dazu, dass der Gesamtverbrauch an Kalorien jetzt nicht mehr derselbe ist wie vor der Diät, sondern bedeutend niedriger liegt – in diesem Fall 500 Kalorien tiefer. In diesem Bereich besteht jetzt ein neues Gleichgewicht von Kalorieneinnahme und Kalorienverbrauch. Diesem Prozess kann man entgegenwirken – wie das geht, erkläre ich Ihnen später noch.

Um in etwa vorhersagen zu können, wie sich das Gewicht während einer Diät entwickeln wird, wurden Rechenmodelle entwickelt, die berücksichtigen, dass der Gesamtverbrauch während der Gewichtsreduktion sukzessive sinkt.

Rauchen und Gewicht

Viele meiner Patienten haben Sorge, dass sie zunehmen, wenn sie mit dem Rauchen aufhören. Tatsächlich liegt der Energieverbrauch von Rauchern um etwa 10 % höher. Ursache scheint eine Stimulation des sympathischen Nervensystems zu sein, das den Körper allgemein aktiviert. Die Gewichtszunahme nach dem Rauchstopp ist jedoch in der Regel geringer als oft befürchtet. In einer Untersuchung bei über 5000 Personen (NHANES) wurde eine Gewichtszunahme nach zehn Jahren von 4,4 kg bei Männern und 5 kg bei Frauen festgestellt. Wenn man davon die natürliche Gewichtszunahme beim Älterwerden abzieht, lässt sich nur etwa 1 kg auf das Rauchen zurückführen. Diese kann leicht durch die in diesem Buch beschriebenen Methoden der Ernährung und Bewegung vermieden werden, sodass die enormen Vorteile des Rauchstopps für Gesundheit, Wohlbefinden und Fitness bei Weitem überwiegen.

Low-Carb oder Low-Fat?

Vom rein energetischen Gesichtspunkt gesehen, sind die Kalorien aus Fett oder Kohlenhydraten identisch, während der Verzehr von Eiweiß eine höhere Freisetzung von Wärme auslöst. Dabei wird ein Teil der Kalorien verbraucht und steht nicht für die Fettbildung oder den Energiebedarf zur Verfügung – das erleichtert das Abnehmen.

Studien konnten zeigen, dass das Verhältnis der Nährstoffe nicht nur beim Abnehmen, sondern auch beim Halten des Gewichts eine wichtige Rolle spielt. So zeigte ein Vergleich zwischen einer Ernährung mit einem geringem Fettanteil von 20 % (Kohlenhydrate 60 %, Eiweiß 20 %), einer mit sehr niedrigem Gehalt an Kohlenhydraten von 10 % (60 % Fett, 30 % Eiweiß) und einer Kost mit mittlerem Gehalt an Kohlenhydraten von 40 % (Fett 40 %, Eiweiß 20 %) und niedrigem glykämischen Index (siehe Seite 52), signifikante Unterschiede im Kalorienverbrauch. Am höchsten lag der Kalorienverbrauch bei der Kost mit sehr niedrigen Kohlenhydraten und höherem Eiweißgehalt von 30 %, am niedrigsten bei der Ernährung mit geringem Fettgehalt. Die Differenz betrug in Ruhe 67 Kalorien täglich. Die Kost mit niedrigem glykämischem Index ließ immerhin noch 40 Kalorien mehr in Ruhe im Vergleich zur Niedrig-Fett-Kost erkennen.

Weniger Fett, weniger Kohlenhydrate und mehr Eiweiß – so nehmen Sie gut ab und halten später das neue Gewicht auch.

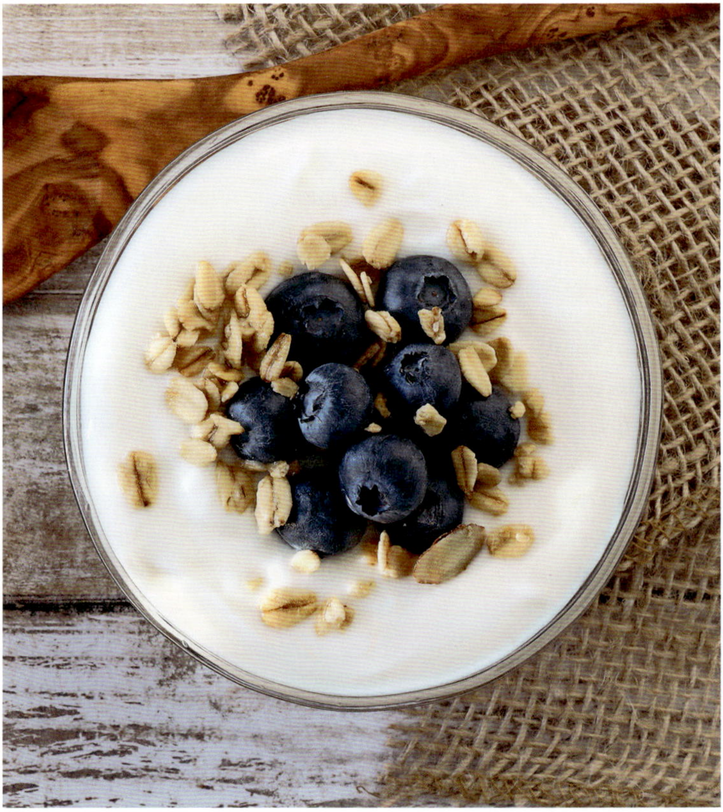

Diese Erkenntnis sollten Sie sich beim Abnehmen und um das erreichte Gewicht zu halten zunutze machen: Eine Kost mit niedrigem glykämischem Index und erhöhtem Eiweißanteil bietet eine vernünftige Möglichkeit, ohne größere Einschränkungen den Energieverbrauch zu erhöhen. Eine sehr niedrige Kohlenhydrataufnahme lässt sich auf Dauer nur schwer aufrechterhalten. Eine Kost mit 40 % Kohlenhydraten und niedrigem glykämischen Index dürfte für viele deshalb eine praktikable Alternative bilden. Natürlich sollte bei der Auswahl der Fette auf die unterschiedlichen Fettarten geachtet und der Verzehr gesättigter Fette vermieden werden.

Die optimale Nährstoffrelation zum Abnehmen

Zum Abnehmen ist eine Kostform am geeignetsten, die den Eiweißanteil auf ca. 25 % der täglichen Kalorien erhöht, einen Fettanteil von 35 %, überwiegend aus einfach- und mehrfach ungesättigten Fetten, einhält, und die den Kohlenhydratanteil auf 40 % begrenzt, die hauptsächlich aus komplexen Kohlenhydraten bestehen sollten.

!

Optimal ist eine Kost mit niedrigem GI und erhöhtem Eiweißanteil – so können Sie ohne größere Einschränkungen den Energieverbrauch erhöhen.

Lange Zeit galten Empfehlungen, die einen niedrigen Fettanteil favorisierten, unangefochten als Goldstandard, um abzunehmen und die Gesundheit zu fördern. Vergleichsstudien von Low-Fat- mit Low-Carb-Diäten (= Niedrig-Kohlenhydrat-Diät) ließen Zweifel an dieser Monopolstellung der Low-Fat-Diäten aufkommen. Trotz nicht einheitlicher Datenlage kann der aktuelle Stand folgendermaßen zusammengefasst werden: Diäten mit vermindertem Kohlenhydratgehalt führen eine etwas stärkere Abnahme herbei als die Low-Fat-Varianten, ohne wesentlichen Unterschied in der Körperzusammensetzung (das Verhältnis zwischen Fettgewebe und Muskulatur) zwischen beiden Möglichkeiten. Untersuchungen der Körperzusammensetzung unter einer Low-Carb-Diät deckten also keinen Unterschied in der fettfreien Körpermasse auf.

!

In den Glykogenspeichern befinden sich erhebliche Wassermengen von bis zu zwei Litern, die beim Abnehmen einen höheren Gewichtsverlust vortäuschen.

Wenn über rasche Erfolge von Diäten mit wenig Kohlenhydraten berichtet wird, bleibt nicht selten ein wichtiger Aspekt unberücksichtigt: Unter solchen Diäten wird der Glykogenspeicher im Körper abgebaut. Glykogen ist der körpereigene Kohlenhydratspeicher, mit dem unser Organismus dem Abfallen des Blutzuckers entgegensteuert und bei stärkeren Belastungen die notwendige Energie bereitstellt. Nachdem 10 bis 15 % des Ausgangsgewichts abgenommen wurden, lag der Energieverbrauch bei einer Studie mit Low-Fat-Kost mehr als 400 Kalorien unter dem Ausgangswert, mit einer kohlenhydratreduzierten Kost mit niedrigem glykämischen Index nur bei knapp 300 Kalorien. Der höhere Verbrauch von mehr als 100 Kalorien täglich bei einer Diät mit verringerter Kohlenhydratmenge erklärt, warum wir mit Low Carb besser abnehmen.

Selbst wenn nicht abgenommen wurde, wiesen Menschen unter kohlenhydratreduzierter Kost im Gegensatz zu denjenigen, die eine fettarme Kost zu sich nahmen, bei einem Vergleich 10 % weniger Bauchfettgewebe auf. Wenn zusätzlich die Kalorienzufuhr verringert wurde, nahm die Gruppe mit weniger Kohlenhydraten 4 % mehr Fettgewebe ab als unter verringerter Fettzufuhr. Auf den ersten Blick erscheint es paradox, dass mit höherem Fettanteil in der Nahrung mehr Fettgewebe abgenommen wird. Wieder zeigte sich, dass die früher zu Unrecht verschmähten Fette – die richtige Auswahl der Fette vorausgesetzt – für den Stoffwechsel günstiger sind als die Kohlenhydrate, vor allem diejenigen mit hohem glykämischem Index.

Hinsichtlich der Risikoparameter für Herzinfarkte u. Ä. senken die Kostformen mit niedrigem Kohlenhydratanteil die Triglyceride im Blut stärker und das günstige HDL-Cholesterin wird erhöht. Es bestehen auch Anhaltspunkte dafür, dass der Blutzucker und der Insulinspiegel stärker vermindert werden. Das LDL-Cholesterin dagegen weist zwischen beiden Kostformen keine relevanten Unterschiede auf.

Fazit: Besser als eine einseitige Diät, die nur einen Nährstoff vermindert, ist eine ausgeglichene Ernährung. Dabei werden die ungesunden Anteile der Kohlenhydrate und Fette eliminiert und die Kohlenhydratmenge wird mäßig auf etwa 40 % der täglichen Kalorien gesenkt. Eiweiß wird auf 25 % erhöht und der Rest wird in Form gesunder Fette aufgenommen.

Eiweiß zur Cholesterinsenkung und zum Abnehmen

Eine Steigerung des Eiweißanteils unterstützt das Abnehmen auf mehrfache Weise. In einer Untersuchung nahmen die Teilnehmer, die eine eiweißreiche Kost mit 30 % Eiweiß pro Tag einhielten (also 30 % aller Kalorien) und die frei entscheiden konnten, wie viel sie aßen, 441 Kalorien weniger zu sich. Sie nahmen auf diesem Weg beachtliche 5 kg ab. Sowohl im Vergleich zu Kohlenhydraten als auch gegenüber Fetten ließ Eiweiß in Untersuchungen eine deutlich bessere Sättigung erkennen, vermutlich ein zentraler Faktor, warum Kostformen mit höherem Eiweißanteil beim Abnehmen helfen. Eiweiß fördert die Sättigung, indem es die Freisetzung des Peptids YY (PYY) aus dem Darm erhöht. Das PYY ist einer der wichtigsten Botenstoffe bei der Appetitkontrolle und hemmt wirksam den Appetit. Außerdem erhöht Eiweiß die Wärmebildung im Körper, wodurch zusätzliche Kalorien verbrannt werden.

> **!**
> Insgesamt erzielen Diäten mit höherem Eiweißanteil nach ca. drei Monaten eine um etwa 3,5 kg höhere Gewichtsabnahme.

Selbst im Vergleich zu ballaststoffreichen Kohlenhydraten schneidet Eiweiß in puncto Gewichtsverlust, Verringerung von Fettgewebe und bei der Blutdrucksenkung besser ab, sodass gerade bei hohen Blutfetten in mehrfacher Hinsicht eine Erhöhung des Eiweißanteils in der Nahrung hilfreich ist.

Bei einem Vergleich der Körperzusammensetzung von Menschen unter eiweißreicher Kost ohne Kalorieneinschränkung im Vergleich zu Personen, die weniger Eiweiß zu sich nehmen, wiesen diejenigen, die sich eiweißreich ernährten, dauerhaft über 10 kg weniger Gewicht auf. Vor allem das für den Stoffwechsel besonders relevante Bauchfett bildet sich mit eiweißreicher Kost stärker zurück. Daraus resultierte eine günstigere Körperzusammensetzung mit höherem Muskel- und geringerem Fettanteil.

Die Vorteile einer eiweißreichen Kost zur Gewichtsabnahme lassen sich in drei Punkten zusammenfassen:

- Eiweiß sättigt besser und länger als Kohlenhydrate. Das erleichtert das Abnehmen und später auch das Halten des Gewichts.
- Durch die höhere Wärmebildung beim Verzehr von Eiweiß (sog. Thermogenese) werden mehr Kalorien verbraucht.
- Schließlich trägt Eiweiß dazu bei, dass die Muskulatur beim Abnehmen erhalten bleibt. Das verbessert die Zusammensetzung der Körpersubstanz und erhöht auf Dauer den Kalorienverbrauch.

!

Um beim Abnehmen die Muskulatur zu erhalten, ist eine Erhöhung des Eiweißanteils auf 25 % der täglichen Kalorienmenge zu empfehlen.

Einen hohen Eiweißgehalt und gleichzeitig wenig Fett beinhalten beispielsweise Geflügel, mageres Fleisch, Fisch, fettarme Milchprodukte und Bohnen. Milchprodukte bieten die beste Sättigung, auch verglichen mit anderen eiweißreichen Nahrungsmitteln wie Putenfleisch, Eier oder Thunfisch. Darüber hinaus bestehen Hinweise, dass Milcheiweiß auch bessere Resultate hinsichtlich Gewicht und Fettanteil liefert. Das wiederum bedeutet besonders bei hohen Blutfetten einen weiteren Pluspunkt. Greifen Sie also häufiger bewusst zu Milchprodukten, um während des Abnehmens, aber auch danach, lange satt zu bleiben.

Wenn man alle Studien zusammen betrachtet, die sich mit der Wirkung von Milch auf das Gewicht befassen, stellt sich heraus, dass mit einer Erhöhung der Aufnahme von fettarmer Milch das Abnehmen signifikant beschleunigt wird, und zwar zusätzlich zur Kalorienreduktion. Im Mittel wird mit dieser Maßnahme ca. 1 kg mehr abgenommen und vor allem verbessert sich die Körperzusammensetzung, denn das Fettgewebe geht stärker zurück, während das Muskelgewebe besser erhalten bleibt. Der

Bauchumfang geht mit dem erhöhten Milchkonsum um mehr als 2 cm zurück. Teilweise wurden noch deutlichere Werte erreicht. Dies ist eine Wirkung, die zu den anderen Maßnahmen dazukommt und keine wesentliche Einschränkung erfordert. Die dazu notwendige Menge an Milchprodukten liegt bei ca. 300 ml Milch, 100 bis 140 g Camembert oder ca. 300 g Joghurt.

!

Allein 300 ml Milch am Tag oder 300 g Joghurt führen über ihren Eiweißgehalt und die sättigende Wirkung zu einer Gewichtsabnahme von bis zu 1 kg.

Das neue Gewicht halten

Viele haben bereits die Erfahrung gemacht, wie schwierig es ist, das mühsam erreichte Gewicht dauerhaft zu halten – mit den herkömmlichen Methoden schafft es nur jeder Fünfte. Auf der Suche nach dem richtigen Dreh wurden im amerikanischen Register NWCR die Daten von mehr als 4500 Menschen untersucht, die mit Erfolg das abgenommene Gewicht gehalten haben. Als besonders hilfreich stellten sich die folgenden Maßnahmen heraus:

- Regelmäßige Bewegung, am besten täglich! Bereits tägliches Spazierengehen hilft beträchtlich.
- Das Gewicht regelmäßig kontrollieren. So können frühzeitig Gegenmaßnahmen getroffen werden. Ist ohne Kontrolle erst wieder ein beträchtliches Gewicht dazugekommen, kann dieses nur unter größerer Anstrengung wieder abgenommen werden und die Motivation leidet. Die Gewichtskontrolle zeigt auch direkt an, ob der aktuelle Lebensstil so fortgeführt werden kann oder ob neue Justierungen notwendig sind. So findet ein Lernprozess statt, wie der Körper und das Gewicht auf bestimmte Veränderungen bei Ernährung und Bewegung reagieren. Dies trägt weiter dazu bei, das erzielte Körpergewicht zu stabilisieren.
- In dem erwähnten Register berichteten viele, auf eine relativ fettarme Kost zu achten. Auch ohne sich im Genuss der Speisen stark einzuschränken, ist es unabdingbar, nachteilige Gewohnheiten durch neue, zweckmäßige zu ersetzen, wie bei-

spielsweise häufiger auf fettreduzierte Produkte zurückzugreifen. Wie schon beschrieben, ist für das Halten des neuen Gewichts jedoch nicht eine fettarme Kost an sich ausschlaggebend, vielmehr sollten Sie einen Fettverbrauch von über 35 % der täglichen Kalorienmenge anstreben, gesättigte Fette reduzieren und Transfette vermeiden.

Hunger-Hormone erschweren das Halten des neuen Gewichts

Es sind mehrere Mechanismen im Organismus bekannt, die nach dem Abnehmen das Halten des erreichten Gewichts regelrecht sabotieren. Neuere Befunde belegen, dass „Hunger-Hormone" nach einer Diät dafür sorgen, dass der Appetit steigt, was es natürlich erschwert, auf Dauer das verminderte Gewicht aufrecht zu erhalten. Unter anderem steigt der „Hunger-Botenstoff" Ghrelin an, und sein Gegenspieler Leptin, der dem Gehirn Sättigung

Schlaf und Stoffwechsel

Die Effekte des Schlafs auf den Stoffwechsel, das Körpergewicht und damit auf die Risikofaktoren für Herz-Kreislauf-Erkrankungen werden oft vernachlässigt. Allein Schlafmangel lässt bestimmte Hunger-Hormone steigen, sodass Hungergefühl entsteht und entsprechenden Untersuchungen zufolge im Durchschnitt 25 % mehr Kalorien aufgenommen werden. Sobald wir zu wenig schlafen, drosselt unser Körper die Leptinausschüttung und der Ghrelinspiegel wird erhöht, wodurch der Appetit befeuert wird. Der mangelnde Schlaf gibt unserem Körper also quasi ein Signal, sich auf Stress und Belastung vorzubereiten. Er unterscheidet dabei nicht, ob tatsächlich mehr Nahrung für diese Situation notwendig ist oder ob der Schlafmangel einen ganz anderen Grund hat, der eben nicht einer erhöhten Energiezufuhr bedarf. Ausreichender Schlaf unterstützt außerdem über den positiven Einfluss auf den Stoffwechsel das Erreichen eines günstigen Lipidprofils und eine Blutdrucknormalisierung und wirkt gleichzeitig einer Gewichtszunahme entgegen.

signalisiert, sinkt. Der niedrige Leptinspiegel trägt außerdem dazu bei, dass auch der Energieverbrauch gedrosselt bleibt. Man kann also sagen, dass unser Organismus mit allen ihm zur Verfügung stehenden Mitteln daran arbeitet, das ursprüngliche Gewicht wiederzuerlangen, und die Versuche, ein niedrigeres Gewicht auf Dauer zu halten, regelrecht boykottiert.

Nach dem Abnehmen sinkt der Grundumsatz

Außerdem verbraucht der Organismus, wie Sie schon gelesen haben, nach dem Abnehmen weniger Kalorien. Auch während man abnimmt, senkt der Organismus seinen Verbrauch immer weiter, bis etwa 10 % abgenommen wurden. Dann bleibt der Verbrauch auf diesem niedrigeren Niveau, bis 20 % Gewichtsabnahme erreicht sind. Bei einem weiteren Gewichtsverlust geht der Kalorienverbrauch dann noch weiter herunter. Der Stoffwechsel pendelt sich danach auf einem niedrigeren Niveau ein, sodass die Nahrungsaufnahme auf dieses neue Niveau angepasst werden muss. Nach einer älteren Studie aus dem Jahre 1984 blieb bei Personen, die es geschafft hatten, abzunehmen und das verringerte Gewicht über Jahre konstant zu halten, der Energieverbrauch auch lange Zeit danach in einem reduzierten Bereich. Man kann damit rechnen, dass der Grundumsatz nach 10 kg Abnahme um etwa 130 kcal pro Tag abnimmt. Dabei geht die Wärmebildung um ca. 5 % zurück. Insgesamt verbrauchten in einer Studie Menschen, die ca. 10 % ihres Gewichts abgenommen hatten, etwa 300 kcal weniger als zuvor.

Dieser Umstand muss nach dem erfolgreichen Abnehmen berücksichtigt werden, um das erreichte Gewicht zu erhalten. Nur wenn diese physiologischen Aspekte von Anfang an bekannt sind und eingeplant werden, ist eine solide Grundlage geschaffen, um das erstrebte Gewicht zu stabilisieren. Wirksame Strategien bestehen darin, von Anfang an die Reduktion von Muskelgewebe durch körperliches Training und ausreichende Eiweißzufuhr zu vermindern. Ebenso sind extreme Diäten mit hoher Kalorienreduktion zu vermeiden, weil dies nachweislich den Muskelverlust befeuert. Schließlich sorgt regelmäßige Bewegung dafür, den Verbrauch dauerhaft zu erhöhen.

Kurzfristiges Übergewicht ist das kleinere Problem

Besteht das Übergewicht nur relativ kurze Zeit, stellen sich interessanterweise die Mechanismen nicht ein, die das alte Gewicht erneut erreichen wollen. So können viele z. B. im Urlaub drei Kilogramm zunehmen und sie anschließend bald wieder ohne Schwierigkeiten verlieren. Auch beobachtet man häufiger Menschen, die z. B. durch Krankheiten 10 kg zulegen und sie nach Monaten wieder fast mühelos abnehmen, ohne dass gravierende, bleibende Veränderungen in ihrem Stoffwechsel stattgefunden haben. So nahmen häufiger Schauspieler für eine Filmrolle massiv an Gewicht zu, um es danach problemlos zu verlieren. Die große Preisfrage, wie lange es beim Menschen dauert, bis sich der Stoffwechsel dauerhaft auf ein höheres Gewicht eingestellt hat, um danach quasi an diesem Gewicht festhalten zu wollen, ist wissenschaftlich bisher nicht eindeutig beantwortet. Es geht sicher nicht innerhalb weniger Wochen, sondern wahrscheinlich eher über einige Jahre.

Wer schnell abnimmt, kann sein neues Gewicht nur schwer halten

Am schwersten, das Gewicht nach dem Abnehmen zu halten, hat es derjenige, der sehr schnell abgenommen hat. In diesem Fall verringert der Körper so weit wie möglich seinen Grundbedarf. Zudem greift der Organismus, wenn die Kalorienzufuhr stark gedrosselt wird, auf die letzten Reserven zurück, die zur Verfügung stehen, d. h. auf das Eiweiß in der Muskulatur. Indem nun die Muskelmasse schrumpft, geht der Grundverbrauch weiter zurück. Aufgrund dessen ist eine allmähliche Gewichtsabnahme einer Crash-Diät auf Dauer überlegen.

Es sind also Strategien notwendig, um dem erneuten Zunehmen entgegenzuwirken. Wissenschaftlich erhärtet sind die folgenden Maßnahmen:

- Regelmäßige körperliche Betätigung hilft spürbar, das erreichte Gewicht zu halten und zudem das Fettprofil im Blut merklich zu verbessern.
- Proteinreiche Kost wirkt effektiv einer neuerlichen Gewichtszunahme entgegen, weil sie länger sättigt und den Muskelerhalt unterstützt.
- Nahrungsmittel mit hoher Kaloriendichte zu vermeiden, unterstützt das Halten eines gesunden Gewichts sehr.
- Tägliche Kontrollen des Gewichts tragen dazu bei, rechtzeitig einer Gewichtszunahme gegenzusteuern und den Einfluss eventueller Änderungen der Ernährung oder Bewegung zu erkennen.

Zu den wichtigsten Pfeilern zählt die Umstellung der Ernährung gemäß den ab Seite 34 ausführlich beschriebenen Prinzipien, die gleichzeitig eine wesentliche Grundlage zur Optimierung des Lipidspiegels bildet.

Abnehmtipps für den Alltag

Snacks für zwischendurch

Falls sich zwischen zwei Mahlzeiten doch der Hunger meldet, eine Kleinigkeit für abends gesucht wird oder sich eine Mahlzeit schlichtweg verschiebt, weil man gerade keine Zeit hat, sind Snacks gefragt, die sättigen und schmecken. Außerdem sollten sie nicht wie viele herkömmliche Snacks die Blutfette verschlechtern und ungesunde Kalorienbomben bilden. Gute Alternativen in dieser Hinsicht sind:

- Obst, besonders Äpfel, die durch ihre Größe den Hunger vertreiben und darüber hinaus mit wertvollen Mikronährstoffen und löslichen Ballaststoffen aufwarten. Wegen der Fruktoseproblematik (siehe Seite 64) sollte sich die Menge aber in Grenzen halten. Nicht optimal sind Bananen oder Erdbeeren, die eine verhältnismäßig hohe glykämische Last (siehe Seite 54) aufweisen, was sich auf die Sättigung und den Stoffwechsel negativ auswirkt.
- 100 Gramm Hüttenkäse hat gerade einmal 102 Kalorien, wovon die Hälfte auf das Eiweiß entfällt. Das macht ihn zu einer hervorragenden Zwischenmahlzeit.

!

Hüttenkäse eignet sich bei einem Eiweißanteil von 49 % der Gesamtkalorien hervorragend als Zwischenmahlzeit.

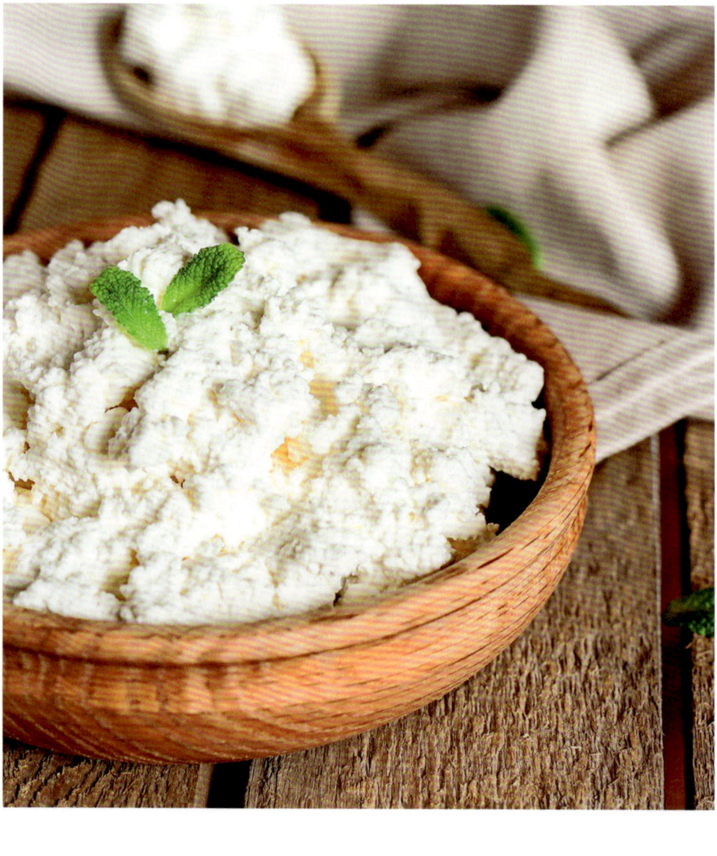

Hüttenkäse ist ein optimaler Snack: Kalorienarm und eiweißreich.

- Wenn gar keine Zeit ist und nichts vorbereitet wurde, stellt ein Müsliriegel eine akzeptable kleine Mahlzeit dar. Er sollte allerdings keinen Zucker enthalten.
- Thunfisch ist wegen seines hohen Eiweiß- und geringen Kohlenhydratanteils und zudem aufgrund des Anteils an Omega-3-Fettsäuren ein ausgezeichneter Snack.
- Sehr schmackhaft und als Snack gut geeignet sind Edamamen-Bohnen, junge, unreif geerntete Sojabohnen. Die Zubereitung ist einfach: Nur fünf Minuten in kochendem Salzwasser garen, sodass die Bohnen noch knackig sind. Sie enthalten Tryptophan, eine Aminosäure, die für die Bildung des Glückshormons Serotonin im Gehirn benötigt wird. Es gibt sie meist tiefgekühlt oder in der Dose, nur selten frisch im Asialaden.

Besser mit Hunger umgehen

Starkes Hungergefühl kann die besten Vorsätze für eine gesunde Ernährung zunichtemachen. Es gibt jedoch Möglichkeiten, besser mit Hunger umzugehen. Lebenserhaltende Funktionen, zu denen auch die Regulierung der Nahrungsaufnahme gehört, werden in den ältesten und damit „primitivsten" Anteilen unseres Gehirns gesteuert. In einem solchen „primitiven" Bereich, dem Zwischenhirn, befinden sich unser Hunger- und Sättigungszentrum. Unmittelbar nach dem Essen werden die ersten Sättigungssignale durch die Dehnung des Magens ausgesendet. Die Magenfüllung allein reicht aber für die Sättigung noch nicht aus: In einem Versuch wurde nachgewiesen, dass die Infusion einer Tomatensuppe in den Magen zur Sättigung führte, nicht aber dieselbe Infusion in den Zwölffingerdarm. Das wäre schön, denn dann bräuchte man lediglich etwas Füllendes wie Gemüse zu essen, um satt zu werden. Es müssen aber weitere Impulse von Rezeptoren im Darm und in der Leber ausgesendet werden, die auf die Nährstoffe selbst reagieren, um eine ausreichende Sättigung an das Zwischenhirn zu melden.

!

Bevorzugen Sie Speisen mit einem größeren Volumen wie Salat oder Gemüse.

Auch wenn die Magendehnung nicht allein ausschlaggebend für die Sättigung ist, sättigen Speisen mit ähnlichem Nährstoffgehalt umso besser, je stärker die von ihnen hervorgerufene Magendehnung ausfällt. Das kann man sich zunutze machen, indem man Speisen mit größerem Volumen wählt, z. B. Salat oder eine Gemüsebeilage. Verstärkt wird dieser Effekt, indem vor der Hauptmahlzeit eine Vordehnung des Magens vorgenommen wird, etwa durch einen Salat, eine Gemüseportion oder auch eine Suppe. Allein diese einfache Maßnahme senkt die nachfolgende Kalorienaufnahme bis zur Sättigung um bis zu 25 %. Auch ein bis zwei Gläser Wasser vor dem Essen unterstützen diesen Effekt; er ist bei Wasser aber schwächer als bei den genannten Speisen.

Wer wenigstens gelegentlich auf die Kaloriendichte im Essen achtet, spart immer noch etwa 10 % der täglichen Kalorien ein. Als bewährten Maßstab kann man die „5-am-Tag-Regel“ nehmen mit fünf Portionen Obst, Gemüse bzw. Salat, davon maximal zwei Portionen Obst. Wasserreiche Lebensmittel wie Gurken und Melonen haben eine geringe Energiedichte und helfen, eine gute Magenfüllung ohne viele Kalorien zu erreichen.

!

Eine „Vorfüllung“ des Magens mit zwei Glas Wasser oder einer Suppe helfen bis zu ein Viertel der Kalorien bei der Hauptmahlzeit ohne Hunger zu sparen.

Daneben spielt aber auch die Wahrnehmung eine nicht zu unterschätzende Rolle. Jeder kennt aus eigener Erfahrung die Tatsache, dass man dazu neigt, einen Teller leer zu essen, was bedeutet: Füllt man mehr auf den Teller, so isst man in aller Regel auch mehr – und umgekehrt. Liegt eine große Portion vor einem, isst man nachweislich ganze 20 bis 30 % mehr als bei einer „normalen“ Portion.

Dieser Aspekt führt auch zu handfesten Auswirkungen bei der Kalorienmenge: 51 Studenten erhielten vier Wochen lang zum Mittagessen vier Portionsgrößen, die sich in der Größe unterschieden: 500, 625, 750 und 1000 Gramm, wovon die Probanden essen durften, so viel sie wollten. Wurde die größte Portion vorgesetzt, so aßen die Teilnehmer ca. 30 % mehr als bei der kleinsten Portion – eine Erfahrung, die man im Alltag oft macht, denn meistens wird der Teller weitgehend leer gegessen, ob nun eine mittlere oder eine größere Portion serviert wird. Das haben wir alle als Kinder so gelernt. Daher kann auch ein kleinerer Teller zu einer Kalorienbegrenzung beitragen.

Neben dem Bedarf an Nährstoffen müssen auch die geschmacklichen Vorlieben berücksichtigt werden, sonst bleibt trotz ausreichender Nahrungsaufnahme das Verlangen nach diesen Bedürfnissen. Im Zweifel ist es sinnvoller, vom Kostplan abzuweichen, als ein Verlangen zu verdrängen. Das rächt sich, weil das Gehirn weiter so lange danach verlangt, bis das Bedürfnis nach einem bestimmten Nahrungsmittel oder Geschmack befriedigt wurde. Dann ist das Bedürfnis oft so groß, dass es zu wahren „Fressattacken“ kommen kann.

Besonders wichtig ist, nicht nur eine gute Sättigung direkt nach Einnahme einer Mahlzeit zu erreichen, sondern auch eine möglichst lang anhaltende Sättigung zu erzielen. Zum Beispiel kann das Frühstück noch die Sättigung und den Blutzucker zum Mittagessen beeinflussen. Den Blutzucker im Tagesverlauf und die Sättigung verbessert z. B. ein Frühstück mit Gersten- oder Roggenvollkornprodukten, sodass auch bei den folgenden Mahlzeiten weniger Kalorien eingenommen werden.

!

Vollkornprodukte sättigen besser und länger.

Die folgende Beobachtung lässt sich immer wieder und mit unterschiedlichen Nahrungsmitteln machen: Es wird zum Mittagessen Erbsensuppe angeboten. Nach dem zweiten Teller fühlt sich eine Versuchsperson satt und möchte keine weitere Erbsensuppe mehr. Wird aber dieser Person jetzt beispielsweise ein Stück Kuchen oder Pudding angeboten, greift sie gerne noch mal zu – obwohl sie sich nach der Erbsensuppe eigentlich schon satt fühlte. Dieses Phänomen, dass bei gleichem Essen früher Sättigung eintritt als bei verschiedenen Variationen, lässt sich in unterschiedlichen Situationen nachweisen. Beim Frühstück wird im Durchschnitt mehr gegessen, wenn anstatt einer Marmeladensorte vier verschiedene zur Auswahl stehen oder unter mehreren

Brotsorten ausgewählt werden kann. Dies trifft auch dann zu, wenn jemand eigentlich eine Lieblingsbrotsorte oder -marmelade hat. Sogar wenn verschiedene Nudelformen zum Mittagessen angeboten wurden, stieg die Kalorienaufnahme um 15 %. Allein die größere Variation lässt also den Kalorienverbrauch um etwa 15 % ansteigen. In der Fachsprache ist diese Beobachtung unter dem Begriff der „sensory-specific satiety", also der geschmacksspezifischen Sättigung, bekannt. Für die Praxis lässt sich daraus die Empfehlung ableiten, die Vielfalt einzuschränken, z. B. keine vier verschiedenen Wurstsorten, sondern heute zwei und morgen die anderen beiden, den Nachtisch mittags weglassen, wenn man schon satt ist, und keine drei Marmeladensorten zum Frühstück, sondern jeden Tag eine andere. Bei gleicher Sättigung lassen sich auf diese Weise eine Menge überflüssiger Kalorien einsparen.

Die besten Sattmacher

> !
>
> Wählen Sie gezielt Lebensmittel mit einem hohen Sättigungsindex.

Dass unterschiedliche Lebensmittel verschieden sättigen, ist eine Erfahrung, die wohl jeder gemacht hat. Um ein Maß dafür zu erhalten, welche Lebensmittel eine gute Sättigung herbeiführen und welche eher gemieden werden sollten, weil sie viele Kalorien ohne eine entsprechende Sättigung beisteuern, wurde von Wissenschaftlern ein Sättigungsindex bestimmt. Dieser gibt an, wie gut die Sättigungseigenschaften eines Lebensmittels im Vergleich zu Weißbrot abschneiden. Die Ergebnisse sind in der folgenden Übersicht zusammengefasst. Weißbrot wurde mit 100 % angesetzt und die Kalorienmenge aller anderen Lebensmittel in Bezug dazu gesetzt. Die Sättigung der verschiedenen Lebensmittel unterscheidet sich trotz gleicher Kalorienmenge erheblich und reicht von 47 % für Croissants bis 323 % für gekochte Kartoffeln.

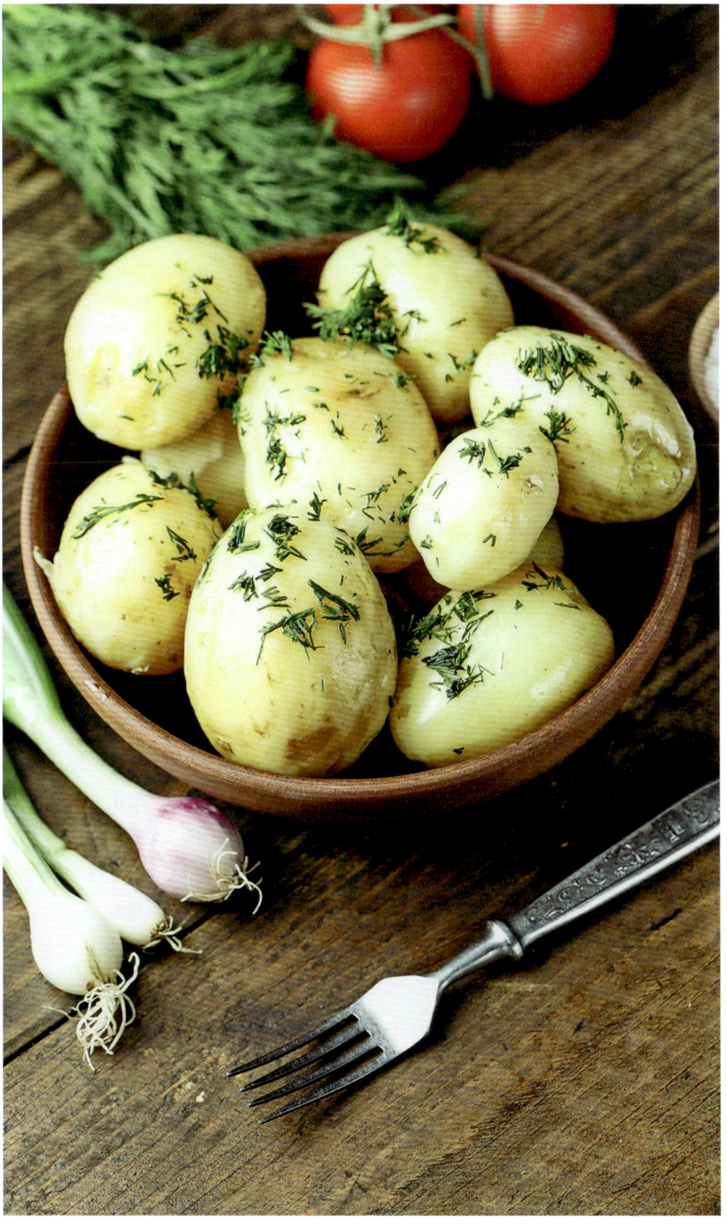

Gekochte Kartoffeln sättigen hervorragend und unterstützen eine cholesterinfreundliche Ernährung.

Zu beachten ist, dass die Übersicht lediglich die Sättigung angibt und keine Angaben über die sonstige Zusammensetzung oder Stoffwechselwirkung der Nahrungsmittel. Es finden sich also geläufige Produkte in der Übersicht, darunter auch welche mit z. B. gesättigten Fetten. Die Tabelle können Sie daher für unsere Zwecke am besten so nutzen, dass Sie von den Nahrungsmitteln, die in diesem Buch empfohlen werden und von Ihnen genutzt werden, in der Tabelle den Sättigungsgrad ermitteln können, um gegebenenfalls danach eine weitere Auswahl zu treffen.

Der Sättigungsindex verschiedener Lebensmittel

Backwaren	
Croissant	47 %
Kuchen	65 %
Kekse	120 %
Crackers	127 %
Snacks	
Mars-Riegel	70 %
Erdnüsse	84 %
Joghurt	88 %
Eis	96 %
Kleie	151 %
Popcorn	154 %
Haferflocken	209 %
Frühstücksgetreide mit Milch	
Müsli	100 %
Cornflakes	118 %
Honig-Smacks	132 %

Kohlenhydratreiche Lebensmittel	
Weißbrot	100 %
Pommes frites	116 %
Weiße Pasta	119 %
Brauner Reis	132 %
Weißer Reis	138 %
Körnerbrot	154 %
Vollkornbrot	157 %
Braune Pasta	188 %
Kartoffeln, gekocht	323 %
Eiweißreiche Lebensmittel	
Linsen	133 %
Käse	146 %
Eier	150 %
Rindfleisch	176 %
Früchte	
Bananen	118 %
Grapefruit	162 %
Äpfel	197 %
Orangen	202 %

Modifiziert nach: Holt SH, Miller JC, Petocz P, Farmakalidis E, Eur J Clin Nutr. 1995 Sep;49(9):675-90. A satiety index of common foods.

!

Vollkornbrot sättigt viel besser und länger als Weißbrot und liefert Ballaststoffe, die beim Cholesterinsenken helfen. Orangen sättigen sehr gut mit wenig Kalorien!

Was sonst noch beim Abnehmen hilft

Die meisten denken beim Abnehmen an Kalorienzählen, Hungeraushalten und Diäten. Doch das ist meines Erachtens nicht der beste Weg, um nachhaltig das Gewicht zu senken und den besten Nutzen für die Blutfette, den Stoffwechsel und die Gesundheit zu ziehen. Wenn die beschriebenen Umstellungen der Ernährung umgesetzt und Bewegung und Sport miteinbezogen werden, lässt sich völlig ohne Kalorienzählen und ohne größere Einschränkungen merklich das Gewicht reduzieren und dabei vor allem das schädliche Bauchfett reduzieren und das Muskelgewebe erhalten oder sogar steigern. Dass dies tatsächlich funktioniert, zeigen nicht nur meine Erfahrungen mit vielen Patienten, sondern auch wissenschaftliche Untersuchungen.

!

Wer Mahlzeiten weglässt, nimmt insgesamt mehr Kalorien zu sich.

Mahlzeiten einfach wegzulassen, um Kalorien zu sparen, klingt zunächst verlockend, doch diese Rechnung geht in der Praxis nicht auf – im Gegenteil. Wer Mahlzeiten auslässt, nimmt weniger ab im Vergleich zu jenen, die alle Mahlzeiten zu sich nehmen. Der zugrundeliegende Mechanismus ist nicht genau bekannt; vermutlich führen ausgelassene Mahlzeiten dazu, dass wir in der Folgezeit insgesamt mehr Kalorien zu uns nehmen. Das gilt vor allem für das Auslassen des Frühstücks.

Das Essen selbst bewusst zu verlangsamen, hat sich als eine effektive Hilfe herausgestellt, die spontan dazu führt, dass bei gleicher Sättigung weniger gegessen wird. Da die Sättigung immer verzögert auftritt, führt schnelles Essen dazu, dass mehr Nahrung zugeführt wird, solange die Sättigung noch nicht eintritt. Dass sich langsames Essen positiv auf das Gewicht auswirkt, ist inzwischen wissenschaftlich belegt: Beim langsameren Essen steigen die Sättigungshormone spürbar stärker an, was sich auch in einem subjektiv höheren Sättigungsgrad widerspiegelt.

Nicht zu vernachlässigen sind beim Abnehmen und beim Halten des Gewichts auslösende Situationen, die oft zum Essen ungesunder Produkte verleiten. Diese sogenannten „Trigger“ zu erkennen, erleichtert das Abnehmen und später Halten des Gewichts sehr. Solche Auslöser, die zum Naschen verführen können, sind zum Beispiel Alkoholkonsum, Stress, Müdigkeit, Frustration. Wer sich dieser Auslöser bewusst geworden ist, hat es leichter, dagegen anzugehen. Es können von vornherein Alternativen überlegt und gesunde Snacks für diesen Fall bereitgehalten werden.

Beim Abnehmen unterstützen zusammengefasst folgende einfache Maßnahmen:

- Häufige Auswahl von Produkten mit geringer Kaloriendichte (Gemüse, Obst in Maßen)
- Langsames Essen, achtsames Essen, sich auf den Geschmack konzentrieren
- Kleinere Teller, kleinere Portionen
- Ein bis zwei Glas Wasser vor der Hauptmahlzeit

Damit lassen sich schnell 200 Kalorien am Tag einsparen, ohne sich einzuschränken!

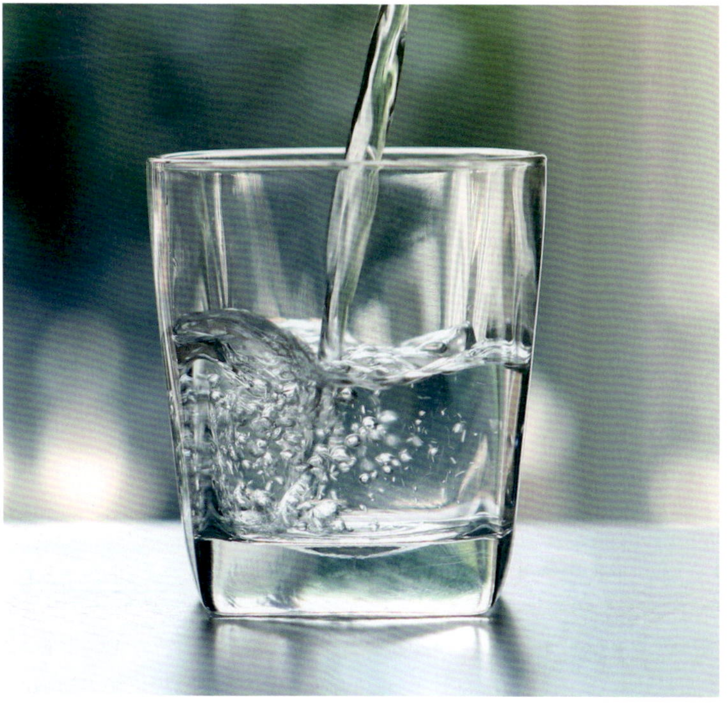

Alternativen zu typischen Dickmachern

Mit den Alternativen in dieser Tabelle lassen sich sehr viele unnötige Kalorien sparen, oft mehr als die Hälfte!

Ungünstige Lebensmittel und gute Alterativen

UNGÜNSTIGE LEBENSMITTEL	BESSERE ALTERNATIVE
Margarine	Halbfettmargarine
Haselnüsse	Kastanien
Erdnüsse, geröstet	Salzstangen
Streuselkuchen	Buttermilchkuchen
Schokolade, Vollmilch	Schokolade, bitter
Schmelzkäse	Schmelzkäse, light
Emmentaler, 45 % Fett	Camembert, 30 % Fett
Salami	Kochschinken
Gouda, 45 % Fett	Harzer Käse
Nuss-Sahne-Torte	Obstkuchen mit Hefeteig
Schweineschnitzel	Hähnchenbrust
Bratwurst	Wiener Würstchen, fettarm
Croissant	Brötchen
Flips	Popcorn
Milcheis mit Schoko	Fruchteis
Pommes frites	Bratkartoffeln
Bratkartoffeln	Pellkartoffeln
Chips	Salzstangen
Kroketten	Salzkartoffeln
Frischkäse	Hüttenkäse
Fischstäbchen	Seelachsfilet

UNGÜNSTIGE LEBENSMITTEL	BESSERE ALTERNATIVE
Hähnchenschenkel	Hähnchenbrust
Kichererbsen	Erbsen
Banane	Himbeeren
Nutella	Honig
Schokolade	Lakritze
Gouda, 45 % Fett	Gouda, 11 % Fett
Milch, 3,6 % Fett	Milch, 1,5 % Fett
Mortadella	Aspik-Schweinefleisch
Butter	Halbfettbutter

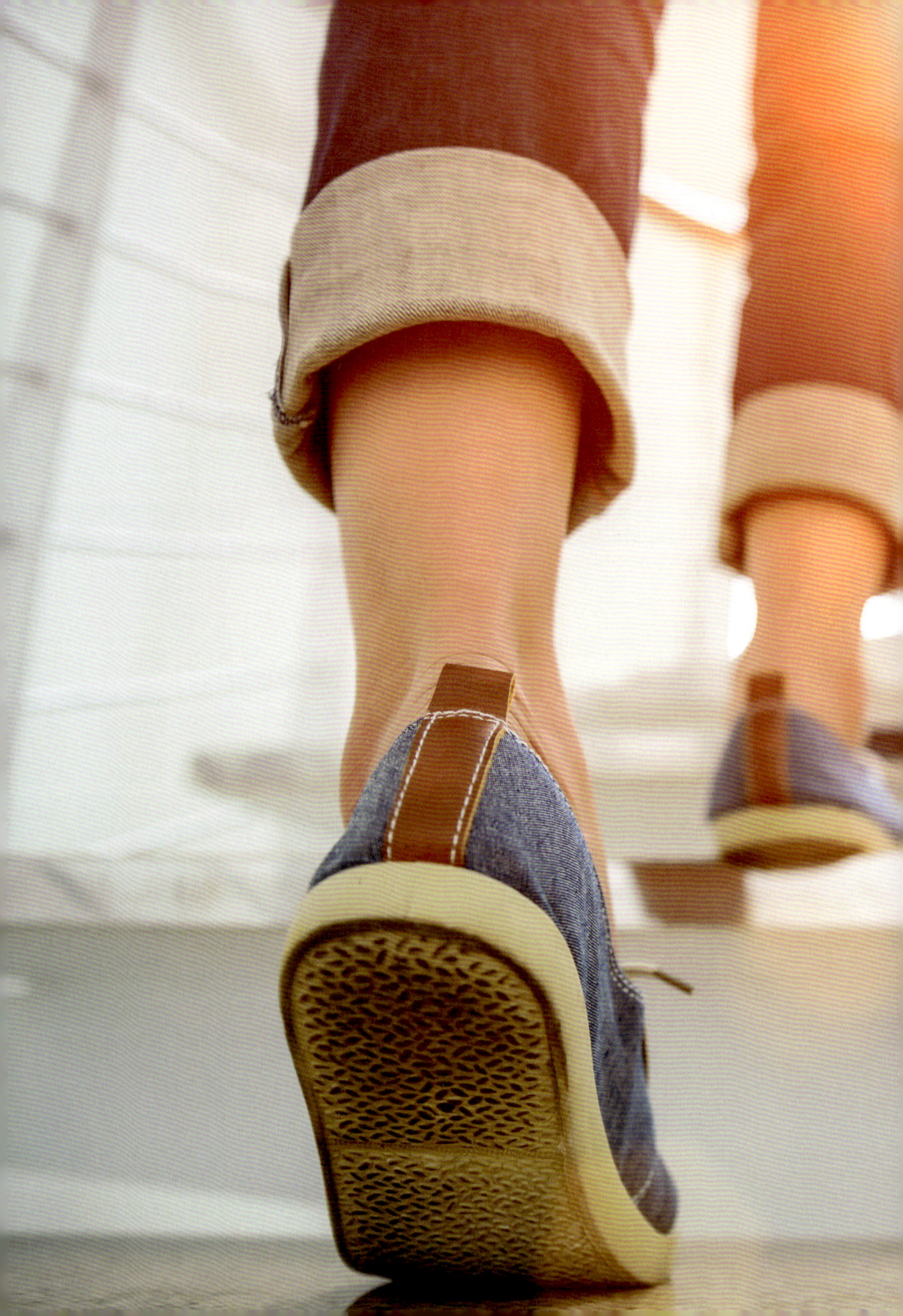

CHOLESTERIN SENKEN MIT BEWEGUNG

Körperliche Aktivität und Sport sind für manche Menschen vielleicht zunächst gewöhnungsbedürftig. Schaffen Sie es aber, mehr Bewegung in Ihren Alltag zu bringen, dann macht Sport nicht nur Spaß, sondern unterstützt Ihre Gesundheit auf vielen Ebenen, nicht nur beim Streben nach besseren Blutfettwerten. In diesem Kapitel erfahren Sie, wie Ihnen das gelingt.

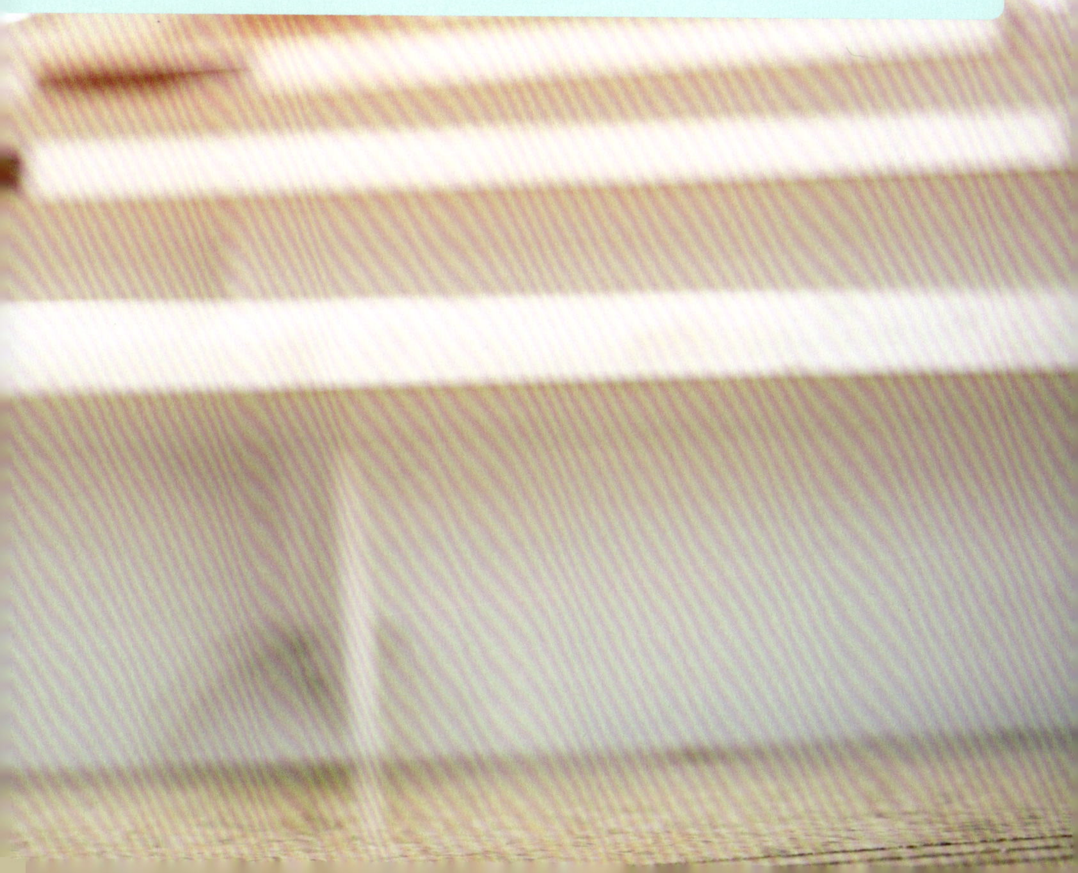

So wirken Bewegung und Sport

!

Bewegung und Sport bewirken eine Senkung des LDL um etwa 10 % und eine Erhöhung des HDL um 13 %.

Körperliche Betätigung trägt wesentlich zu einer gesunden Lebensführung bei. Man geht davon aus, dass allein durch regelmäßige Bewegung, die sich an den Möglichkeiten und dem Alter des Einzelnen orientiert, 30 bis 50 % aller Herzinfarkte verhindert werden können. Weniger verbreitet ist die Tatsache, dass sich auch die Blutfette durch Bewegung verbessern. Deswegen profitieren Menschen mit hohem Cholesterinspiegel doppelt von regelmäßiger körperlicher Betätigung. Nachweislich steigt das gefäßschützende HDL merklich an, die Triglyceride gehen zurück und es existieren deutliche Hinweise darauf, dass die Zusammensetzung des LDL-Cholesterins günstig beeinflusst wird, indem die aggressiveren kleineren LDL-Partikel zugunsten der weniger aggressiven größeren LDL-Teilchen zurückgedrängt werden.

Blutfette sind, wie Sie bereits wissen, stets zusammen mit den weiteren Risikofaktoren zu bewerten. Dabei kommt auch dem Blutdruck eine wichtige Bedeutung zu. Dieser wird durch ein Bewegungsprogramm merklich gesenkt, sodass sich abermals das Risikoprofil verbessert. Es kann mit einer Blutdrucksenkung von rund 7/6 mmHg gerechnet werden, die sehr zur Risikoverbesserung beisteuert.

Längerfristig schaltet der Stoffwechsel bei trainierten Menschen um. Dabei wird die LPL im Fettgewebe gebremst, das ist ein zentrales Enzym, mit dem Nahrungsfett in die Zellen eingeschleust wird. Gleichzeitig wird dieses Enzym in den Muskeln aktiviert, sodass dort jetzt verstärkt Fettsäuren statt Kohlenhydrate verbrannt werden. Damit wird der Organismus nicht nur leistungsfähiger, indem er schneller auf diese Energiequelle zurückgreifen kann, sondern er wird geradezu in einen neuen Zustand versetzt, der auf Aktivität und Fettverbrennung ausgerichtet ist. Schließlich ist auch der Kalorienverbrauch durch Bewegung nicht zu unterschätzen, zumal er direkt positiv auf die Blutfette wirkt.

Um all diese gesundheitlichen Vorteile zu erreichen, ist nicht einmal ein spezielles Sportprogramm erforderlich: Es wurde wiederholt nachgewiesen, dass bereits normales Gehen, besser noch zügiges Spazieren, über drei Stunden verteilt auf die gesamte Woche genügt, um z. B. das Risiko für einen Herzinfarkt um mehr als 30 % zu senken.

Trainieren nach Maß

Ausdauer und Kraft kann man grundsätzlich in jedem Alter trainieren. Ein untrainierter 50-jähriger Mann nimmt knapp zwei Liter Sauerstoff maximal auf, während es ein gleichaltriger trainierter Mann auf mehr als das Doppelte bringt. So kann durchaus ein fitter 60-Jähriger einem wenig trainierten 35-Jährigen davonlaufen und auch kraftmäßig bei Weitem bessere Leistungen erzielen. Wesentlich sind ein langsamer Einstieg ins Training und eine gute Anleitung, um vor allem beim Krafttraining Überlastungen und Verletzungen zu vermeiden.

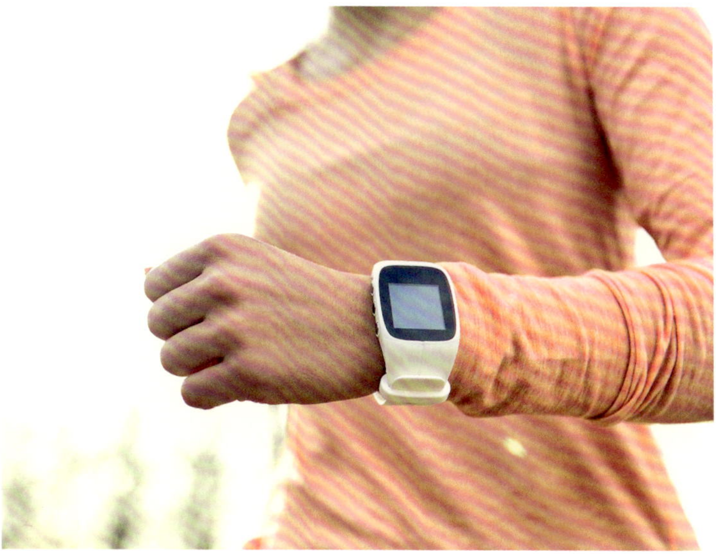

Beim Ausdauertraining kann mit einem Pulsmesser der optimale Trainingsbereich gut eingehalten werden.

!

Vor allem wenn Sie untrainiert sind, sollten Sie vor Beginn des Trainings ein Belastungs-EKG durchführen lassen.

Beim Ausdauertraining kann mit einem automatischen Pulsmesser der optimale Trainingsbereich gut kontrolliert und eingehalten werden. Da der Puls aber von Mensch zu Mensch sowohl in Ruhe als auch unter Belastung deutlich variiert, ist eine Pulsangabe, die für alle gilt, wie 130 Schläge pro Minute, nicht geeignet und kann unter Umständen bei Personen mit eher niedriger Herzfrequenz oder mit Medikamenten, die den Puls senken, schon zu einer Überlastung führen. Sicherer ist es, bei einem Belastungs-EKG, das ohnehin vor einem Trainingsbeginn durchgeführt werden sollte, den Trainingspuls festzulegen. Genauer ist dies mit einer sogenannten Spiroergometrie möglich, bei der unter anderem die Sauerstoffaufnahme und Kohlendioxidabgabe über eine Atemmaske bestimmt werden. Diese Untersuchungsmethode ist allerdings im Allgemeinen für den Gesundheitssport nicht erforderlich und wird außerdem auch nur in spezialisierten Praxen und Krankenhäusern angeboten.

Beim Belastungs-EKG wird, vorausgesetzt, es findet eine maximale Belastung statt, die maximale Herzfrequenz ermittelt. Für das Training kann 60 bis 70 % dieser Herzfrequenz als Richtwert genommen werden. Ganz wichtig ist dabei, immer auch auf den Körper zu hören. Die Belastung sollte stets angenehm bleiben: Es gilt die Devise „laufen ohne zu schnaufen". Der Puls kann beim Sport entweder manuell gemessen werden, am besten am Handgelenk, oder komfortabler mit einer Pulsuhr. Sie misst den Puls fortwährend, gibt ein Signal, wenn man den angepeilten Puls über- oder unterschreitet, und misst die Trainingszeit. Als gute Richtschnur kann man drei Stunden Sport pro Woche ansehen. In Studien, die die verbrauchten Kalorien pro Woche untersucht haben, erwiesen sich ca. 1500 kcal pro Woche, die durch das Training verbraucht wurden, als wirksam. Eine optimale Wirkung wurde mit etwa 2200 kcal pro Woche erreicht. Zusammenfassend sollten es also mindestens 1000 kcal pro Woche sein, gut wären 1500 kcal und optimal 2000 kcal. Wie sich diese Menge erreichen

!

In Studien erwiesen sich ca. 1500 kcal pro Woche, die durch das Training verbraucht wurden, als wirksam.

lässt, können Sie der Tabelle auf Seite 129 entnehmen, die den Kalorienverbrauch verschiedener Bewegungs- und Sportarten pro Stunde enthält.

Übrigens muss nicht unbedingt immer ein langes Training absolviert werden. Schon kurze Bewegungseinheiten von etwa 15 Minuten entfalten den erwünschten Effekt, vorausgesetzt, diese belaufen sich über die gesamte Woche auf ungefähr drei Stunden. Wer also lieber zweimal täglich jeweils 15 Minuten gehen oder laufen möchte, kommt auf diesem Weg auch zum Ziel.

Geeignete Sportarten

Geeignete Sportarten sind allgemein solche, die sich in der Intensität gut dosieren lassen und unkontrollierte Belastungsspitzen vermeiden, wie Joggen, Walking, Fahrradfahren, Schwimmen. Für viele Menschen in jedem Alter eignet sich Walking, also schnelleres Gehen, besonders gut. Wer lieber Ballsportarten oder intensiveren Sport bevorzugt, sollte sich vor dem Beginn ärztlich untersuchen lassen. Vor allem ein Belastungs-EKG ist zu empfehlen, um Anzeichen für eine Erkrankung der Herzkranzgefäße zu überprüfen und den Verlauf von Blutdruck und Puls unter Belastung zu prüfen. Oft ist auch eine Ultraschalluntersuchung des Herzens sinnvoll, um angeborene oder erworbene Erkrankungen auszuschließen.

Fitte und gesunde Menschen – und nur diese! – können indessen beim Sport die Wirkung noch weiter steigern, mehr Kalorien verbrennen und dabei den Zeitaufwand verkürzen. Die erforderlichen Stimuli, um dieses sogenannte Nachbrennen auszulösen, lassen sich mittels eines Intervalltrainings setzen. Dabei wechseln kurze Phasen hoher Intensität mit Phasen geringerer Anstrengung ab. Darin liegt auch gleichzeitig die Einschränkung der Methode: Um ein solches Training absolvieren zu können, sind eine robuste

!

Wer gesund und fit ist, kann mit intensivem Training in derselben Zeit bis zu 25 % mehr Kalorien durch „Nachbrennen" verbrauchen.

Gesundheit und eine gute Fitness unabdingbar, denn es wird für kurze Zeit mit nahezu maximaler Intensität trainiert. Dabei wird z. B. für 30 Sekunden mit annähernd maximaler Leistung (90 %) Fahrrad gefahren und anschließend beispielsweise für vier Minuten mit geringer Intensität das Training fortgesetzt. Das Ganze wird typischerweise vier bis sechs Mal wiederholt. Es ergibt sich damit eine Trainingsdauer von 18 bis 27 Minuten, zu der das Aufwärmen und Ausfahren zum Ende des Trainings hinzukommt. Intervalltraining gehört zu den klassischen Methoden, um die Leistung zu steigern. Durch den lange anhaltenden Nachbrenneffekt hielt diese Methode Einzug in den Gesundheits- und Fitnessbereich, wo sie große Verbreitung erfuhr.

Menschen, die gesund und fit genug sind, können mit diesem auch als HIIT („high intensity interval training") bezeichneten Training deutlich mehr Kalorien verbrennen, als es in derselben Zeit mit einer anderen Sportart möglich wäre. Der Stoffwechsel bleibt bei dieser Trainingsform noch über viele Stunden erhöht und auch der Verbrauch an Kalorien. Mithin wurde in Studien damit merklich mehr Fett abgebaut, sogar bei kürzeren Trainingseinheiten von z. B. 20 Minuten.

!

Durch extreme Kalorienreduktion oder Fasten wird mit 1 kg Gewichtsabnahme ca. 0,5 kg Muskelgewebe und nur 0,5 kg Fett verloren. Mit einer vernünftigen Kalorienabsenkung verliert man dagegen ca. 800 g Fett und nur 200 g Muskeln!

Tipps für den gelungenen Start

Es ist aus medizinischen und auch psychologischen Gründen sinnvoll, langsam mit einer Steigerung der Aktivität zu beginnen. Später, wenn das Gewicht zurückgegangen ist, kann die Bewegung allmählich gesteigert werden. Mit der Zeit wird sie so zum festen Bestandteil Ihres neuen Lebensstils. Für Menschen, die bisher keinen Sport getrieben haben, ist die Gefahr groß, intensiv zu beginnen, weil die Motivation am Anfang besonders hoch ist. Fast immer geben sie aber nach kurzer Zeit wieder auf, wenn diese hohe Anfangsmotivation nachlässt. Sehr viel ratsamer ist ein langsamer Beginn – auch, um dem Körper die Zeit zu geben, sich an die neue Belastung zu gewöhnen.

Eine weitere Motivationsbremse kann es sein, wenn die Aktivität als zu belastend empfunden wird. Dies ist auch gar nicht nötig, denn ein leichtes Bewegungsprogramm wie flottes Spazierengehen genügt, wie Wissenschaftler der renommierten Yale-Universität nachgewiesen haben, um maßgeblich mehr an Gewicht und vor allem an Fettgewebe zu verlieren. Für eine relevante Wirkung genügten in dieser Untersuchung ca. drei Stunden pro Woche. Diese Zeit hat sich gerade am Anfang immer wieder als ein vernünftiges Zeitmaß für Gesundheit und Gewicht herauskristallisiert, natürlich mit der Möglichkeit, sich zu steigern.

Sport sollte Ihnen in erster Linie Spaß machen – so steigern Sie sich ganz automatisch Schritt für Schritt.

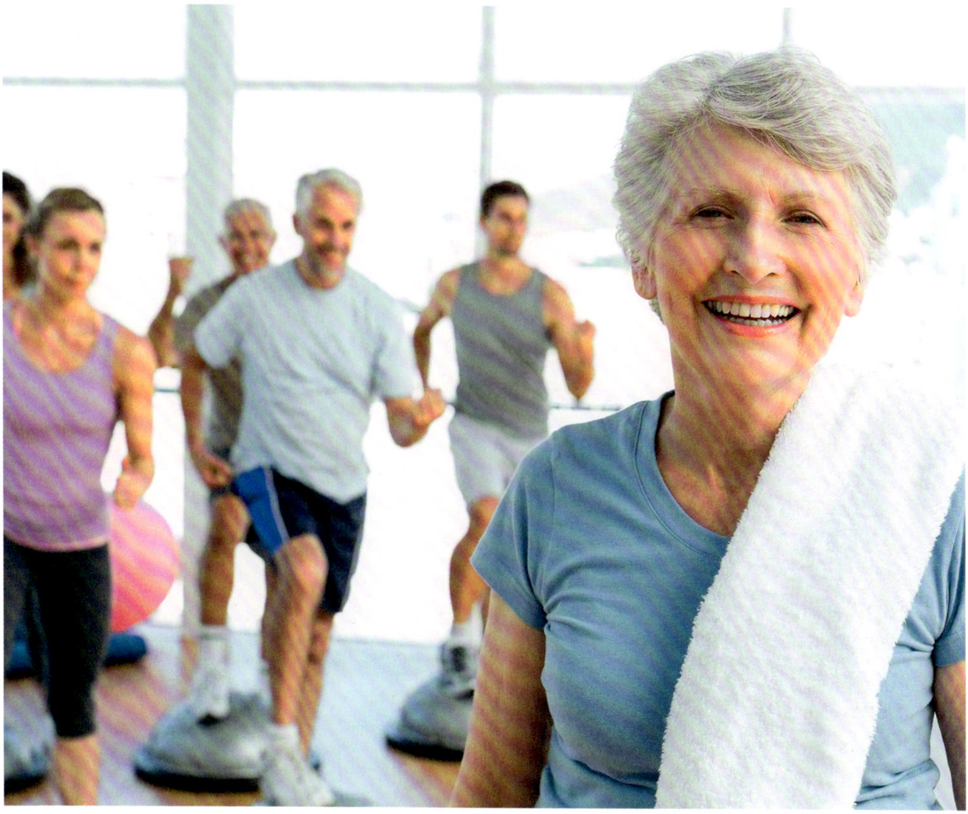

Kraft- oder Ausdauertraining?

Nachdem für Menschen in jedem Alter und auf jeder Fitnessstufe das Fitnessstudio längst zu einer akzeptablen Option geworden ist, stehen viele vor der Wahl, ob Kraft- oder Ausdauertraining oder eine Kombination am besten geeignet ist, um die Blutfette zu bessern, das Gewicht zu vermindern und die Fitness zu steigern. Über viele Jahrzehnte wurde Ausdauersport unumstritten vorgezogen. Die Beanspruchung des Herz-Kreislauf-Systems und der Atmung legten einen besseren Trainingseffekt nahe, der sich beim Krafttraining in dieser Form nicht sofort erkennen ließ. Beim direkten Vergleich lässt sich mit Ausdauertraining meistens schneller abnehmen. Es werden also in der gleichen Zeit oft mehr Kalorien verbraucht, allerdings natürlich abhängig davon, wie intensiv das einzelne Training gestaltet wird.

Das Krafttraining wiederum trumpft auf mit dem Vorzug, die Muskulatur beim Abnehmen besser zu erhalten. Dadurch liegt der Kalorienverbrauch in Ruhe und bei Aktivität nach dem Abnehmen höher und die Körperzusammensetzung, also das Verhältnis zwischen Fettgewebe und Muskulatur, verbessert sich. Aus diesem Grund ist ein Training mit einem Ausdauerteil und einem Kraftanteil optimal. Bei drei Stunden wöchentlich können das zweimal 45 Minuten Ausdauertraining und zweimal 45 Minuten Krafttraining sein.

> !
>
> Am besten ist Training mit einem Ausdauer- und einem Kraftanteil.

Walking ist für jeden geeignet

Egal wie unsportlich oder alt jemand ist und wie lange er keinen Sport getrieben hat: Mit Walken können die meisten problemlos und jederzeit beginnen, denn diese Bewegungsform übt jeder unbewusst seit früher Kindheit aus. Da es sich sehr gut in der Intensität dosieren lässt, bietet dieses schnelle Gehen besonders Sportneulingen und auch älteren Personen eine optimale Trainingsform. Sie kann als Einstieg, aber auch als Dauertraining ausgeübt werden.

Zum Walken benötigen Sie für den Anfang nichts weiter als geeignetes Schuhwerk (am besten Walking-Schuhe) und bequeme Kleidung entsprechend den Witterungsverhältnissen. Eine spezielle Form ist das Nordic Walking, bei dem mit Stöcken ein Teil des Körpergewichts mit den Armen abgefangen wird. Damit wird die Oberkörpermuskulatur stärker beansprucht und die Gelenke der Beine werden entlastet.

Walking lernen Sie am besten in zwei Etappen. Berücksichtigen Sie bitte in der ersten Woche Ihres Walking-Trainings zunächst die folgenden Hinweise:

- Der Körper wird aufgerichtet, der Brustkorb angehoben und das Gesäß etwas angespannt.
- Wichtig ist es, die Füße komplett abzurollen.
- Das vordere Bein wird nicht durchgestreckt, sondern bleibt etwas im Knie gebeugt, um Knieschäden zu vermeiden.
- Durch Einbeziehen der Oberkörpermuskulatur wird das Walking effizienter. Dazu werden die Arme in den Ellenbogen angewinkelt, ohne einen rechten Winkel zu bilden, und pendeln locker gegengleich zu den Beinen mit. Das heißt, rechter Arm und linkes Bein kommen gleichzeitig nach vorn, ebenso linker Arm und rechtes Bein.

Um Verletzungen zu vermeiden, ist vor jeglicher sportlicher Betätigung das Aufwärmen Pflicht. Dabei kann einfach mit dem vorgesehenen Sport in ganz leichter Intensität über fünf Minuten begonnen werden. Auch am Ende des Trainings ist ein langsames Auslaufen sinnvoll. Bei Erkältungen oder anderen Infekten ist körperliche Schonung angezeigt. So wird einerseits der Körper, der mit der Infektabwehr belastet ist, nicht zusätzlich geschwächt und andererseits auch die gefürchtete Herzmuskelentzündung vermieden.

!

Wer die Intensität erhöhen möchte, sollte nicht die Schrittlänge vergrößern, sondern einfach das Schritttempo bei gleicher Schrittlänge erhöhen.

Wer seine Belastung mit dem Puls dosieren möchte, sollte bei ca. 60 bis 70 % des maximalen Pulses bleiben. Trainierte Menschen mit guter allgemeiner Fitness können bis zu einem Puls von 80 % trainieren. Wichtiger als der Puls ist jedoch das Befinden beim Sport. Man sollte eine gewisse Anstrengung spüren, ohne dass es unangenehm wird.

Dieselben Vorteile des Walkings können auch mit Joggen erreicht werden. Vor allem für Jüngere und Fittere kann damit eine höhere Intensität erzielt werden. Vorsicht ist bei Bandscheibenproblemen, Erkrankungen der belasteten Gelenke und bei höherem Übergewicht angebracht. Dann sind oft gelenkschonendere Sportarten wie Schwimmen oder Fahrradfahren günstiger. Beim Joggen ist eine Pulsuhr sehr hilfreich, um im optimalen Trainingsbereich zu bleiben.

!

Sport ist auch im Winter beispielsweise mit einem Fahrradergometer möglich.

Gerade im Winter, wenn es früh dunkel wird, kann auf ein Fahrradergometer zurückgegriffen werden. Um das Training kurzweiliger zu gestalten, kann dabei Musik oder Radio gehört oder ferngesehen werden. Das Training wird dadurch nicht beeinträchtigt, solange die gewünschte Belastung aufrechterhalten wird, und die Motivation und Lust zu trainieren werden spürbar gesteigert. Fahrradfahren hat den Vorteil, die Gelenke zu schonen. Im Vergleich zum Laufen werden im Durchschnitt etwa 100 Kalorien pro Stunde weniger verbraucht, natürlich abhängig von der Intensität, die geleistet wird.

Wenn Sie Sport treiben, werden Sie schnell bemerken, dass Sie im Alltag mehr Energie und Ausdauer haben. Ihre Blutfette werden sich verbessern und obendrein verbrauchen Sie pro Stunde, je nach Körpergewicht, 300 bis 400 Kalorien. Das sind bei drei Stunden pro Woche mindestens 3600 Kalorien im Monat, was etwa 0,5 Kilogramm Gewichtsabnahme pro Monat entspricht.

Es wird manchmal dagegengehalten, dass durch die zusätzliche Bewegung der Appetit zunimmt. Ganz im Gegenteil lässt sich oft beobachten, dass Menschen, die mit Sport anfangen, auch mehr auf ihre Ernährung achten, also der Sport als Auftrieb und Motivation für eine allgemein gesündere Lebensart dient.

Für bestimmte Sportformen ist nachgewiesen, dass sie den Appetit sogar unterdrücken und die Aufnahme von Glukose in die Fettzellen hemmen, was den Fettabbau fördert. Die appetithemmende Wirkung lässt sich aber erst mit relativ intensivem Sport wie intensivem Intervalltraining oder Zirkeltraining erreichen, für die natürlich ein angemessener Gesundheitszustand und auch eine gute Fitness Voraussetzung sind.

Die folgende Tabelle bietet eine Übersicht über Sportarten, die dabei helfen, die Blutfette zu regulieren, mit den Kalorien, die dabei pro Stunde verbraucht werden. Für die Auswahl einer Sportart ist aber nicht der Kalorienverbrauch entscheidend, sondern vor allem die persönliche Neigung, das Wohlbefinden bei der gewählten Bewegungsform und eventuelle Einschränkungen beispielsweise aufgrund von Gelenkschäden.

!

Für eine optimale Wirkung werden vier Stunden Walking pro Woche empfohlen, mindestens aber drei Stunden Bewegung wöchentlich.

Kalorienverbrauch verschiedener Sportarten

SPORTART	KALORIENVERBRAUCH/STD.
Jogging mit 9–10 km/h	700–750
Radfahren mit 20 km/h	650
Hanteltraining	400
Radfahren mit 15 km/h	400
Walking	300–400
Schwimmen	350
Wandern	300
Gehen	100

Bewegung im Alltag

Nicht zu unterschätzen sind auch die kleinen Bewegungseinheiten im Alltag, die sich im Laufe des Tages zu einer beachtlichen Menge addieren können. Oft bieten sich Möglichkeiten, einen kurzen Weg lieber zu Fuß als mit dem Auto zurückzulegen, oder Treppen zu steigen, anstatt den Aufzug zu nehmen. Mit einem Schrittzähler oder einer solchen Funktion am Smartphone versuchen viele, eine bestimmte Schrittzahl zu erreichen oder einen neuen persönlichen Rekord zu brechen. Auf diese Weise kann spielerisch die Bewegungsmenge gesteigert werden.

Richtig essen und trinken beim Sport

Unmittelbar nach dem Essen Sport zu treiben wird meistens mit Übelkeit und Unwohlsein quittiert, denn der Darm benötigt für die Verdauung eine höhere Durchblutung, der arbeitende Muskel aber ebenfalls, sodass der dadurch aufkommende Durchblutungsmangel zu den erwähnten Beschwerden führt. Deshalb sollte nach dem Essen zwei Stunden gewartet werden, bevor man sich körperlich belastet. Auch nach dem Sport ist eine Wartezeit von mindestens 20 Minuten vor einer Mahlzeit anzuraten, damit sich der Körper umstellen kann.

Im Mittel wird beim Freizeitsport etwa ein Liter Flüssigkeit pro Stunde verloren, bei höheren Temperaturen auch mehr. Um den Flüssigkeitsverlust auszugleichen, eignen sich isotone Getränke oder Fruchtschorlen im Verhältnis 1:2 besser als Wasser. Auf die Bezeichnung „Sport-Getränk" auf den Flaschen im Supermarkt kann man sich nicht verlassen, denn diese Bezeichnung ist nicht geschützt und sagt nichts über den Inhalt aus. Daher bleibt dem Verbraucher nichts anderes übrig, als sich anhand der Pflichtangaben auf der Verpackung über die Zusammensetzung

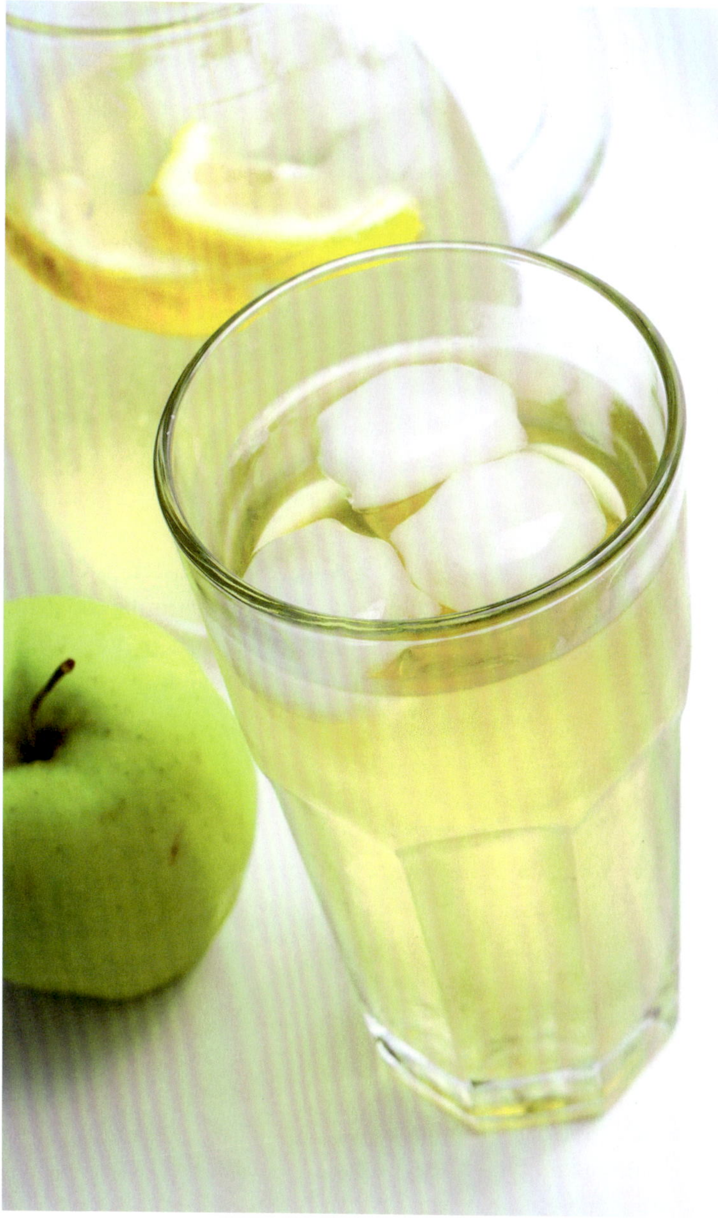

Beim Sport gehen viele Spurenelemente verloren.

zu informieren. Achten Sie darauf, dass möglichst wenig Zucker enthalten ist.

Aber nicht nur Flüssigkeit geht beim Schwitzen verloren, sondern auch im Schweiß verdünnte Spurenelemente. Vor allem wenn jemand viel schwitzt oder sich oft sportlich betätigt, können gewisse Mangelerscheinungen auftreten. Folge sind dann gehäufte Infekte oder Müdigkeit. Der Natriumverlust von etwa 1000 mg in einem Liter Schweißflüssigkeit braucht nicht eins zu eins ersetzt zu werden, weil wir mit den Nahrungsmitteln im Durchschnitt drei bis vier Mal mehr Natrium aufnehmen, als eigentlich notwendig wäre. Lediglich bei lang dauernder körperlicher Belastung muss Natrium zugeführt werden, nicht um einem Mangel vorzubeugen, sondern um Flüssigkeitsverschiebungen mit der Folge einer Hirnschwellung zu verhindern. So kommt es beispielsweise bei Marathonläufern häufiger zu akuten Hirnschwellungen mit zum Teil bedrohlichen Zuständen. In solchen Extremfällen sollten ein bis zwei Gramm Kochsalz pro Liter Trinkflüssigkeit eingenommen werden, um solchen Problemen vorzubeugen. Ein Kohlenhydratanteil von 5 % in dem Getränk ist ebenso zweckmäßig.

Magnesium wird mit 40 mg pro Liter Schweißflüssigkeit in einer Menge verloren, die nicht selten, vor allem bei starkem Schwitzen, zu einer Unterversorgung führt. Bei etwa jedem zweiten Sportler besteht ein Magnesiummangel, aber auch bei Freizeitsportlern kann sich ein Mangel ausbilden, vor allem wenn weitere Faktoren dazukommen, wie die Einnahme von Entwässerungstabletten, etwa bei Bluthochdruck oder bei Menschen, die stärker schwitzen. Da Magnesium eine Vielzahl von Funktionen im Organismus erfüllt, kann ein Mangel vielfältige Symptome wie rasche Erschöpfung, Muskelkrämpfe oder Herzrhythmusstörungen nach sich ziehen. Ein erhöhter Bedarf lässt sich einfach mittels eines Magnesiumpräparats decken. Lediglich bei Nierenkrankheiten mit einer Nierenschwäche ist

Vorsicht angeraten – fragen Sie im Zweifel Ihren Hausarzt um Rat.

Auch Kalium wird mit etwa 300 mg pro Liter Schweißflüssigkeit in größeren Mengen verloren, kann aber mit einer ausreichenden Menge Obst und Gemüse leicht ausgeglichen werden. Zink zählt zu den Spurenelementen, die oft nicht optimal abgedeckt sind, sodass bei zusätzlichen Verlusten beim Sport eine ausreichende Versorgung nicht immer gewährleistet ist.

Zusammengefasst ist bei Menschen, die intensiv Sport treiben, vor allem wenn sie stärker schwitzen, die Zugabe von täglich etwa 150 mg Magnesium und 10 mg Zink sinnvoll, um eine gute Versorgung mit diesen wichtigen Spurenelementen sicherzustellen.

!

Bei intensivem Sport bzw. Schwitzen werden 150 mg Magnesium und 10 mg Zink täglich empfohlen, um den Mehrbedarf zu decken.

Mit Bewegung besser abnehmen

Immer wieder wird infrage gestellt, dass Sport beim Abnehmen hilft, oder zumindest wird häufig der Bewegung eine untergeordnete Rolle bei der Gewichtsreduktion zugewiesen. Dabei wird argumentiert, dass der Kalorienverbrauch durch Sport nicht sehr relevant sei oder dass Bewegung den Hunger fördert und damit den Kalorienverbrauch neutralisiert. Neuere Erkenntnisse geben interessante Einblicke, ob und in welcher Form körperliche Aktivität bei der Gewichtsreduktion hilfreich sein kann.

Damit keine Missverständnisse auftreten: Es geht jetzt allein um Sport zum Abnehmen. Daran, dass Bewegung eine grundlegende Funktion für Gesundheit und Fitness ausfüllt, kann kein Zweifel bestehen! Aktuellen wissenschaftlichen Schätzungen zufolge sind weltweit jährlich über 5 Millionen Todesfälle auf körperliche Inaktivität zurückzuführen. Weniger bekannt ist, dass auch das Krebsrisiko durch Sport reduziert wird, Schätzungen zufolge um ca. 10 %. Regelmäßige Bewegung schützt also vor einer Vielzahl an Erkrankungen. Doch hilft sie auch beim Abnehmen?

!

Studien konnten belegen: Mit Sport nimmt man besser ab.

Sport, besonders in Kombination mit einer Ernährungsumstellung, unterstützt das Abnehmen

In einer Untersuchung sammelten Forscher alle zu dieser Fragestellung verfügbaren Studiendaten und werteten schließlich die Ergebnisse von 43 einzelnen Studien mit insgesamt 3476 Personen aus. Als Hauptresultat wurde nachgewiesen, dass Sport, besonders in Kombination mit einer Ernährungsumstellung, das Abnehmen wesentlich unterstützt. Die Gewichtsabnahme verlief noch intensiver, wenn die Betätigung weiter erhöht wurde. Das Ergebnis war für viele nicht überraschend, konnte aber für alle, die nach Wegen zur Gewichtsreduktion suchen, die nicht selten geäußerten Zweifel ausräumen. Aber nicht nur das Gewicht purzelte während des körperlichen Trainings. Für Menschen mit erhöhten Blutfetten zahlte sich die Betätigung mindestens doppelt aus, denn auch die Blutfette, der Blutzucker und der Blutdruck gingen eindrucksvoll zurück. Wer den Wunsch abzunehmen zum Anlass nimmt, aktiver zu werden, der profitiert in mehrfacher Hinsicht, weil obendrein noch Fitness, Gesundheit und Lebenserwartung steigen.

Wie viel sich mit körperlichem Training abnehmen lässt, verdeutlicht eine Untersuchung, die mit übergewichtigen Rekruten durchgeführt wurde. Sie wurden einem anstrengenden militärischen Training unterzogen, konnten aber ansonsten ohne Einschränkung essen, was sie mochten. Nach fünf Monaten hatten die jungen Männer, ohne ihre Essgewohnheiten auch nur im Geringsten verändert zu haben, zwischen 11 und 16 kg abgenommen. Ein solch anstrengendes Training kann sicher nicht allgemein empfohlen werden und es sollte auch nicht das Ziel sein, allein durch Aktivität abzunehmen. Trotzdem untermauert die Studie eindrucksvoll die Möglichkeiten eines Bewegungsprogramms.

Durch ein Bewegungsprogramm beim Abnehmen verbessert sich darüber hinaus die Körperzusammensetzung, d. h. das Verhältnis von Fett- zu Muskelgewebe, weil durch Training mehr Fettgewebe und weniger Muskulatur abgenommen wird als durch Ernährungsmaßnahmen allein. Das bedeutet: Wer 500 Kalorien nur durch Essen einspart, nimmt zwar dasselbe ab wie jemand, der 250 Kalorien weniger isst und 250 Kalorien durch Bewegung verbraucht, aber er verliert mehr Muskulatur und weniger Fett. Für den Stoffwechsel, also auch für die Blutfette, zählt aber nur die Abnahme an Fettgewebe. Das Muskelgewebe sollte folglich erhalten werden. Wer durch Abnehmen viel Muskulatur verliert, hat es anschließend auch schwerer, das erreichte Gewicht zu halten, weil weniger Muskulatur auch einen geringeren Verbrauch in Ruhe und bei Aktivität mit sich bringt.

!

Wer Muskeln aufbaut, kann später das neue Gewicht besser halten.

Ohne entsprechende Vorkehrungen gehen bei einer Gewichtsreduktion bis zu 60 % und mehr des verlorenen Gewichts auf das Konto der Muskulatur, oder anders ausgedrückt: Nur 40 % der Gewichtsreduktion bringen dabei wirklich Vorteile für die Blutfette, den Stoffwechsel und die Gesundheit allgemein. Außerdem bringt der Muskulaturverlust eine bedeutende Verminderung des Kalorienverbrauchs in Ruhe und bei Aktivität mit sich – und das erschwert es ungemein, das neue Gewicht dauerhaft beizubehalten.

Zusammenfassend kann man festhalten, dass sich mit Sport der Kalorienverbrauch deutlich steigern lässt, während mehr Fettgewebe abgebaut und gleichzeitig das Muskelgewebe erhalten wird. Eine Gewichtsabnahme, die Ernährung und Bewegung berücksichtigt, liefert also die besten Voraussetzungen, um das angestrebte Gewicht zu erreichen, die Blutfette nachhaltig zu verbessern und das niedrige Gewicht langfristig zu stabilisieren.

!

Mit Bewegung bzw. Sport wird im Mittel 20 % mehr abgenommen und dabei deutlich mehr Fett und weniger Muskulatur verloren.

Wer zusätzlich zu einer Anpassung der Ernährung ein Bewegungsprogramm absolviert, nimmt Untersuchungen zufolge etwa 20 % mehr ab und hält im weiteren Verlauf das Gewicht 20 % tiefer als diejenigen, die keine Bewegung miteinbeziehen.

Die richtige Intensität

Welche Intensität ist nun die richtige, um optimal das Fettgewebe abzubauen? Als Treibstoff für die Energie, die man bei Bewegung und Sport verbraucht, nutzt der menschliche Körper zwei Energieträger: Fette und Kohlenhydrate. Der Vorrat an Fettgewebe ist groß, dagegen verfügt unser Körper nur über einen geringen Vorrat an Kohlenhydraten von nur 300 bis 400 Gramm. Solange der Organismus die Belastung mit Sauerstoffnutzung bewältigen kann, greift er hauptsächlich auf das Fettreservoir zurück. Wenn aber diese Belastung überschritten wird, muss der Körper die recht knappen Kohlenhydratreserven anzapfen. Daraus wurde abgeleitet, es sei gut, unter dieser Schwelle zu bleiben, um möglichst viel Fett zu verbrauchen und auf einer niedrigen Belastungsstufe zu trainieren. Viele fragten sich dagegen, wie es denn sein kann, dass man in derselben Zeit mit einer geringeren Belastungsintensität mehr Fettgewebe abnehmen kann als mit einer höheren Belastung, da ja bei höherer Belastung naturgemäß auch mehr Kalorien verbraucht werden müssen. Da der relativ kleine Glykogenspeicher aber wieder aufgefüllt wird, wird, je nach Bilanz zwischen Verbrauch und Aufnahme, das Verbrauchte danach aus dem Fettgewebe entnommen. Das abgebaute Fett entspricht in jedem Fall dem Verbrauch, unabhängig von der Trainingsintensität.

Bewegung und Sport unterdrücken die Bildung von Fettgewebe, indem sie ein dafür wichtiges Enzym, die LPL (= Lipoproteinlipase) hemmen. Auch kann der trainierte Organismus bei Belastung schneller auf das Fettreservoir zurückgreifen. Deshalb ist der Fettanteil bei trainierten Personen niedriger, was sowohl Stoffwechsel als auch Fitness zugutekommt.

Vor allem bei Sporteinsteigern steigt die Leistungsfähigkeit schon nach kurzer Zeit beträchtlich: Trotz einer kalorienarmen Kost kann die Belastbarkeit unter einem angemessenen Training schon kurzfristig um 20 bis 30 % verbessert werden.

Bewegung baut das Bauchfett wirksamer ab

Aber noch ein weiterer, gerade für Menschen mit hohen Blutfetten entscheidender Gesichtspunkt spricht dafür, beim Abnehmen auch die körperliche Aktivität zu steigern: Im Vergleich zu einer alleinigen Änderung der Ernährung baut sich mit einem Bewegungsprogramm das Bauchfett wirksamer ab. Dieses besonders verheerende Fett reagiert sehr gut auf Bewegung und Sport. Bei Belastung setzt der Organismus nämlich Adrenalin-Derivate frei, die besonders auf das Bauchfett wirken und dieses auflösen. So bildete sich auch in einer praktischen Untersuchung (STRRIDE) das Fettgewebe bei höherer Trainingsintensität wesentlich stärker zurück und die Muskulatur der Probanden nahm im Vergleich zu der Gruppe, die leichter trainierte, stärker zu.

!

Vor allem bei bauchbetontem Übergewicht, also der schädlicheren Form des Übergewichts, zeigt körperliches Training seine außerordentliche Durchschlagskraft.

Ein Trainingseffekt und die Fettverbrennung in der Muskulatur beginnen übrigens, obwohl manchmal anders zu hören ist, nicht erst nach 20 oder gar 30 Minuten Training. Genaue Analysen aus den 1990er-Jahren belegen, dass die Verbrennung von Fettsäuren schon wenige Minuten nach dem Start der Belastung anfängt. Infolgedessen ist es prinzipiell möglich, an einem Tag zweimal 15 Minuten oder einmal 30 Minuten zu trainieren. Wer etwa lieber morgens und abends jeweils einen zügigen 15-minütigen Spaziergang oder Walking durchführt, erzielt exakt dieselbe Wirkung wie mit einmal 30 Minuten.

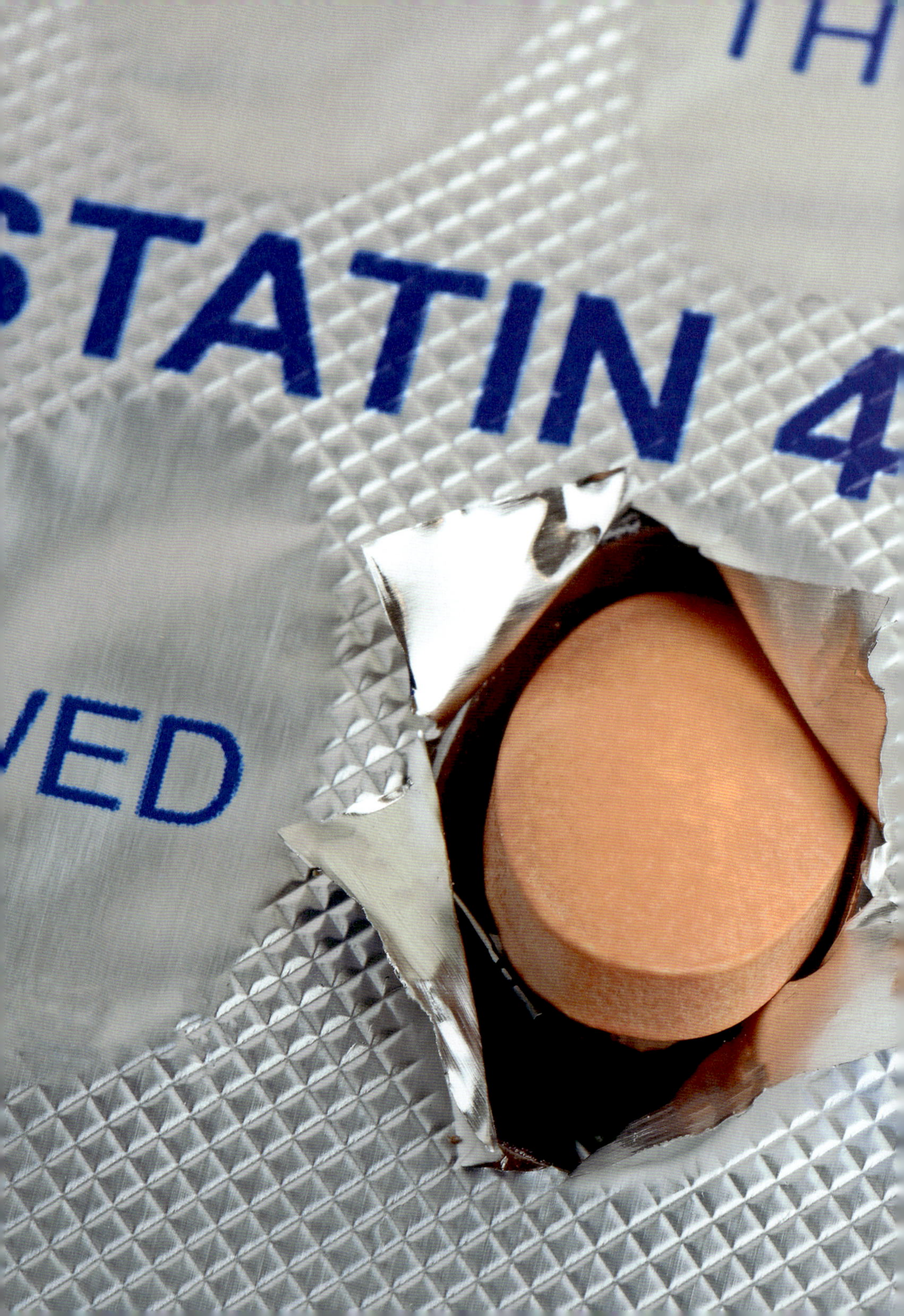
TH
STATIN 4
VED

CHOLESTERIN-SENKENDE WIRK-STOFFE IM ÜBERBLICK

Manchmal kommt man um Medikamente zur Cholesterinsenkung nicht herum. In dem Fall sollten Sie wissen, womit Sie es genau zu tun haben und wie die unterschiedlichen Stoffe in Ihrem Körper wirken. Vielleicht kommen Sie aber auch mit den pflanzlichen Alternativen zum Ziel. In diesem Kapitel erfahren Sie, welche Medikamente Ihnen zur Verfügung stehen und wann sie sinnvollerweise zum Einsatz kommen.

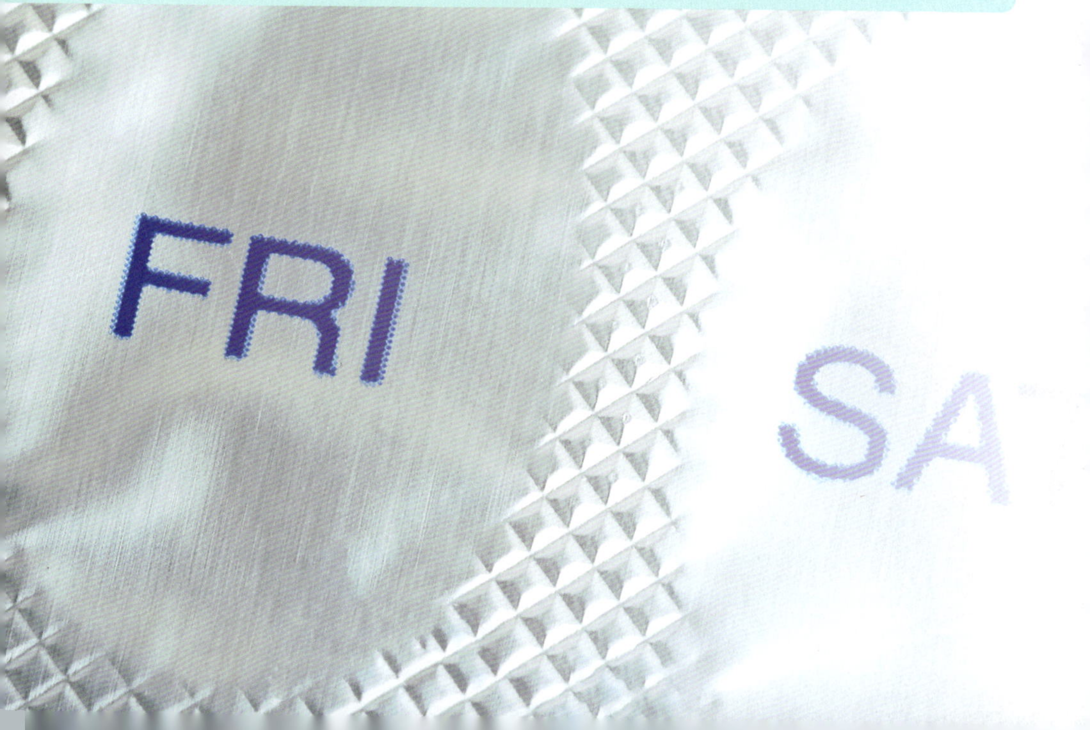

Cholesterinsenkende Medikamente

!

Medikamente sollten Sie zusätzlich zu den nichtmedikamentösen Maßnahmen nehmen.

Sie haben Ihren Lebensstil mithilfe der nichtmedikamentösen Maßnahmen verändert, trotzdem liegt Ihr Cholesterinspiegel immer noch oberhalb der Zielwerte? In diesem Fall müssen Sie eventuell Medikamente zur Cholesterinsenkung einnehmen. Wann diese notwendig sind, darüber geben die Risikogruppen auf Seite 23 einen Überblick. Die endgültige Entscheidung sollten Sie gemeinsam mit einem erfahrenen Arzt treffen. Immer aber sollten Sie Medikamente zusätzlich zu den nicht-medikamentösen Maßnahmen nehmen, und nicht stattdessen! Zum einen ist der Bedarf an Medikamenten dann niedriger. Zum anderen wirkt sich die Lebensstiländerung positiv auf Ihre allgemeine Gesundheit, die Fitness und das Wohlbefinden aus. Das haben Sie sicher auch an sich selbst bemerkt. Diese Effekte, die weit über die cholesterinsenkende Wirkung hinausgehen, sind gerade für Menschen mit Risikofaktoren wie hohem Cholesterinspiegel von unschätzbarem Wert.

Vor allem diejenigen, die schon eine manifeste Erkrankung aufweisen, etwa einen Herzinfarkt erlitten, Stents der Herzkranzgefäße oder eine Bypassoperation hatten, bekommen Medikamente verschrieben. In diesen Fällen ist der Nutzen einer medikamentösen Behandlung viel höher als bei Gesunden mit erhöhten Cholesterinwerten. Das ist auch der Grund, warum bei sonst gesunden Menschen höhere Cholesterinwerte zugelassen werden als bei einer bereits eingetretenen Gefäßerkrankung.

Ob und wann eine medikamentöse Behandlung begonnen werden muss, ist eine Entscheidung, bei der die gesamte Situation des Betroffenen berücksichtigt werden muss – das erfordert Erfahrung und Spezialwissen des Arztes. Leitlinien der ärztlichen Fachgesellschaften sind eine Hilfe, können aber niemals alle denkbaren Konstellationen berücksichtigen. Vor allem bei sonst gesunden Menschen mit erhöhten Cholesterinwerten sollte nicht allein der numerische Wert ausschlaggebend dafür sein, um eine Medikation zu beginnen, denn sie dauert in der Regel ein Leben lang.

Statine – die gebräuchlichsten Medikamente gegen zu hohes Cholesterin

Nachdem in den 1960er-Jahren der Zusammenhang zwischen hohem Cholesterinspiegel und Herzinfarkt erkannt wurde, entdeckte ein japanischer Mikrobiologe 1976, dass eine von Schimmelpilzen produzierte Substanz namens Compactin das Cholesterin senkt. Schließlich kam der erste Wirkstoff dieser Medikamentenklasse 1987 auf den Markt und ermöglichte eine bis dahin nicht gekannte Senkung des Cholesterins. Mittel mit diesem Wirkstoff, die sogenannten Statine, waren wesentlich wirksamer als die bis dahin verfügbaren und erreichten mit einer Senkung des LDL über 50 % eine bis dahin nicht gekannte Größenordnung. Entsprechend gehörten diese Medikamente schon bald nach ihrer Einführung zu den am meisten verordneten. Eine Reihe ähnlicher Wirkstoffe aus der Gruppe der Statine folgten, die alle an der Endung -statin zu erkennen sind. Sie entfalten ihre Wirkung, indem sie in der Leber das wichtigste Enzym für die Cholesterinbildung hemmen, die sogenannte HMG-CoA-Reduktase.

!

Was die Risikosenkung durch Statine für den Einzelnen bedeutet, hängt entscheidend davon ab, wie hoch sein Risiko für Herz-Kreislauf-Erkrankungen ist.

Bei der Entscheidung, ob eine Behandlung mit Statinen begonnen werden soll oder nicht, sollten Wirksamkeit, Nebenwirkungen und Notwendigkeit sorgfältig gegeneinander abgewogen werden. Da hierzu unterschiedliche Informationen kursieren, ist eine genaue Betrachtung erforderlich.

Die Wirksamkeit dieser Medikamente wurde in der 1994 veröffentlichten „Scandinavian Simvastatin Survival Study“ (auch 4-S-Studie genannt) geprüft, die über im Durchschnitt 5,4 Jahre 4444 Teilnehmer untersucht hat. Es handelte sich um Menschen mit einer Erkrankung der Herzkranzgefäße und einem Cholesterinwert von 212 bis 309 mg/dl. In dieser Megastudie wurde durch die Einnahme des Cholesterinsenkers Simvastatin die Anzahl an Herzinfarkten von 28 % auf 19,4 % gesenkt, verglichen mit den Probanden, die den Cholesterinsenker nicht erhielten. Zusammenfassend wurde durch eine Senkung des LDL-Cholesterins um 35 % die Gesamtsterblichkeit um ca. 30 % verringert, was einen bedeutsamen Fortschritt in der Behandlung von Erkrankungen der Herzkranzgefäße bedeutete. Damit schien klar, dass Menschen mit hohem Risiko aufgrund einer schon manifesten Erkrankung der Herzkranzgefäße deutlich von einem Statin profitieren.

So ohne Weiteres lässt sich dieses Ergebnis aber nicht auf Menschen ohne eine bekannte Erkrankung der Herzkranzgefäße übertragen. Man wollte natürlich nicht erst aktiv werden, wenn ein Herzinfarkt o. Ä. aufgetreten war, sondern nach Möglichkeit schon vorbeugen. Dazu musste aber erst der Beleg erbracht werden, dass auch bei Personen ohne Herzinfarkt o. Ä. das Risiko, eine solche Erkrankung zu entwickeln, mit einem Statin gesenkt werden kann

!

In einer Studie wurde zum ersten Mal nachgewiesen, dass bei Menschen mit hohem Cholesterinspiegel, aber ohne Herz-Kreislauf-Erkrankung, das Risiko mit einem Statin gesenkt werden kann.

Mit dieser Frage befasste sich die WOSCOP-Studie („West of Scotland Primary Prevention Study“), die nur ein Jahr nach der 4-S-Studie veröffentlicht wurde und in der über 6000 Männer im Alter von 45 bis 64 Jahren mit einem erhöhten Cholesterinspiegel von im Durchschnitt 272 mg/dl untersucht wurden. Sie erhielten nach dem Zufallsprinzip entweder das Statin Pravastatin oder aber ein Scheinmedikament (Placebo). Während der knapp fünfjährigen Überwachung traten mit dem Medikament weniger Herzinfarkte und weniger Todesfälle auf. In dieser Studie wurde zum ersten Mal nachgewiesen, dass auch bei Menschen mit hohem Cholesterinspiegel, aber ohne Herz-Kreislauf-Erkrankung, das Risiko mit einem Statin gesenkt werden kann. Damit wurde die Einnahme eines Statins als Vorbeugung auch mit Daten untermauert. Selbstverständlich unter den in der Studie untersuchten Voraussetzungen, also bei entsprechend hohem Risiko.

In einer weiteren Studie („CARE-Studie“) ließen sich auch bei Patienten ohne erhöhten Cholesterinspiegel, aber mit einer Erkrankung der Herzkranzgefäße, erneute Herzinfarkte mit einem Statin reduzieren. Offenbar profitieren Menschen mit besonders hohem Risiko, die also schon Herzinfarkte erlitten haben, von einem Cholesterinspiegel, der deutlich unter dem liegt, was allgemein als normal angesehen wird. Mit dieser zunächst etwas verblüffenden Beobachtung befasste sich später eine sehr große Studie, die über 20.000 Personen einschloss (HPS-Studie). Dabei erhielten Teilnehmer mit hohem Risiko für Herzinfarkte, unabhängig von ihrem Cholesterinspiegel, Simvastatin. Sowohl das Risiko, an einem Herzinfarkt zu sterben, als auch die Gesamtsterblichkeit sanken signifikant mit dem Statin.

Nachdem gezeigt worden war, dass Menschen mit hohem Risiko unabhängig von ihrem Cholesterinspiegel von einer cholesterinsenkenden Therapie mittels eines Statins profitieren, drängte sich die Frage auf, wie tief denn das Cholesterin gesenkt werden sollte, um den besten Effekt zu erzielen. Damit befassten sich spätere Studien wie die TNT-Studie, bei der eine hohe Dosis von 80 mg des stark wirkenden Atorvastatin mit einer Dosis von 10 mg verglichen wurde. Im Endeffekt konnte das LDL-Cholesterin mit der hohen Dosis auf durchschnittlich 77 mg/dl gesenkt werden, während die 10-mg-Dosis eine Senkung auf 101 mg/dl schaffte. Damit einhergehend sank die Rate an Herzinfarkten u. Ä., während die Gesamtsterblichkeit sich aber nicht unterschied. Dass eine stärkere Senkung des LDL-Cholesterins das Krankheitsrisiko bei hohem Risiko vermindert, veranlasste die Fachgesellschaften, das LDL-Ziel bei gegebenem Risikoprofil weiter zu senken. Der lange Zeit empfohlene Zielwert von 100 mg/dl für das LDL-Cholesterin wurde inzwischen bei hohem Risiko (siehe Seite 29) auf unter 70 mg/dl gesenkt.

Als Faustregel kann man sagen, dass eine Senkung des LDL-Cholesterins um 20 mg/dl das Risiko für Herzinfarkte u. Ä. um

10 % reduziert, also erreicht eine Senkung um 80 mg/dl etwa eine Verminderung um 40 % oder eine Senkung um 100 mg/dl eine Risikoreduktion um 50 %. Auch das Risiko für Schlaganfälle geht merklich zurück. Interessanterweise zeigt sich diese Risikosenkung nicht nur bei hohen Ausgangswerten, sondern selbst bei relativ niedrigem Ausgangscholesterin, sodass bei entsprechend hohem Allgemeinrisiko für Herzinfarkte u. Ä. eine Senkung des LDL-Cholesterins von 200 auf 160 mg/dl das Risiko um 20 % verringert, ebenso aber eine Senkung des LDL-Cholesterins von 140 mg/dl auf 100 mg/dl.

Nebenwirkungen

Wie bei allen Medikamenten sind auch bei den Statinen Nebenwirkungen möglich. Deshalb ist eine ärztliche Kontrolle dieser Therapie wichtig, obwohl es auch Länder gibt, in denen diese Präparate rezeptfrei erhältlich sind.

> **!**
>
> Unter Statinbehandlung ist bei Frauen ein sicherer Empfängnisschutz erforderlich, weil sich in Tierversuchen Hinweise auf Missbildungen gezeigt haben.

Als häufigste Nebenwirkung können sich Beschwerden im Bereich der Muskeln zeigen, die sich meist in Form von Muskelschmerzen äußern. Diese in der Fachsprache als SAMS (Statin-assoziiertes Muskelsyndrom) bezeichnete Nebenwirkung tritt bei bis zu 5 % der Patienten auf. Seltener, aber gefährlich sind dagegen schwere Muskelschädigungen, was die Notwendigkeit einer medizinischen Begleitung dieser Medikation unterstreicht. Bei muskulären Schmerzen wird oft ein anderes Präparat aus der Gruppe der Statine vertragen, sodass man bei Bedarf wechselt. Auch tolerieren Patienten häufig eine geringere Dosis. Deshalb ist es sinnvoll, langsam einschleichend zu dosieren.

Um sich ein Bild der Nebenwirkungen zu machen, rechnet man bei 10.000 Patienten unter einer Statintherapie mit 40 mg Atorvastatin innerhalb von fünf Jahren mit etwa fünf Fällen von schwereren Muskelschäden (Myopathie), etwa 80 Neuerkrankungen an Diabetes Typ 2 und rund acht Hirnblutungen. Auf der anderen Seite verhindert diese Behandlung, bei entsprechender

Konstellation, bei einer Senkung des LDL um 50 % etwa 2000 Todesfälle und Herzinfarkte, sodass der Nutzen bei Weitem überwiegt. Wie bei jeder Behandlung müssen Nutzen und Risiko also immer individuell abgewogen werden.

Die beste Wirkung entfalten Statine, wenn sie abends eingenommen werden. Dabei ist es egal, ob Sie die Medikamente zum Essen nehmen oder erst vor dem Schlafengehen. Die maximale Wirkung ist nach etwa sechs Wochen erreicht, sodass nach dieser Zeit die Lipide und gleichzeitig auch die Leber- und Muskelenzyme (GOT, GPT, GGT, CK) im Blut bestimmt werden sollten. Muskuläre Beschwerden treten allerdings oft auch auf, ohne dass das Muskelenzym CK im Blut ansteigt, und genauso kann es zu mäßigen Anstiegen der CK kommen, ohne dass Beschwerden vorliegen. In diesem Fall kann das Mittel weiter genommen werden, falls die CK nicht über das Fünffache der Norm ansteigt. Liegt dann das „böse" LDL-Cholesterin noch nicht im Sollbereich, kann die Dosierung gesteigert werden. Wird die Medikamentendosis erhöht, dürfen Sie nicht damit rechnen, dass das LDL-Cholesterin durch diese Dosiserhöhung noch einmal um die gleiche Größe abfällt: Verdoppelt man die Dosis, geht das LDL-Cholesterin um etwa weitere 5 % zurück, vervierfacht man die Dosis, sinkt das LDL „nur" um zusätzliche ca. 10 %. Wenn bei der Blutkontrolle die Leberenzyme GOT oder GPT auf mehr als das Dreifache der Norm ansteigen oder die CK auf mehr als das Fünffache (was glücklicherweise nur selten der Fall ist), wird der behandelnde Arzt empfehlen, das Medikament nicht mehr zu nehmen.

Alles in allem sind ernste Nebenwirkungen von Statinen in der Praxis zwar sehr selten, allerdings ist aus den erwähnten Gründen eine ärztliche Kontrolle der Behandlung notwendig. Oft wird ein Präparat nicht vertragen, ein anderes aber problemlos. Wenn notwendig, lohnt sich ein Wechsel.

> **!**
>
> Die Wirkung der Statine ist bei den Substanzen Atorvastatin und Rosuvastatin gegenüber den übrigen Statinen stärker, sodass diese bei einer notwendigen intensiveren LDL-Senkung vorgezogen werden.

Ezetimib – oft zusätzlich verabreicht

!

Ezetimib wird oft zusätzlich zu Statinen eingenommen.

Ganz anders als die Statine wirkt Ezetimib: Es hemmt einen Cholesterintransporter im Darm und unterdrückt damit die Cholesterinaufnahme im Darm. Die Wirkung ist nicht so stark wie die der Statine, sodass es häufig nicht an deren Stelle, sondern zusätzlich eingenommen wird, wenn eine stärkere LDL-Senkung erforderlich ist. Über Jahre wurde es wenig eingesetzt, weil zunächst ein eindeutiger Nachweis fehlte, dass es nicht nur das Cholesterin senkt, sondern auch Herzinfarkte u. Ä. verhindert. Das änderte sich mit der IMPROVE-IT-Studie aus dem Jahre 2015 mit über 18.000 Teilnehmern, bei der einer Gruppe nur ein Statin und der anderen das Statin und Ezetimib verabreicht wurde. Dabei stellte sich heraus, dass nicht nur das Cholesterin gesenkt wird (was ja schon lange bekannt war), sondern auch die Zahl der Herzinfarkte und Schlaganfälle unter dem Präparat zurückging.

Alles in allem sehe ich den Einsatzbereich von Ezetimib in jenen Fällen, bei denen auch mit einem starken Statin (z. B. Atorvastatin) in Maximaldosis das LDL-Ziel nicht erreicht wird, oder in Einzelfällen bei besonders hohem Risiko und noch nicht optimalem LDL-Wert. Außerdem in Situationen, wo Statine gar nicht vertragen werden, auch nicht nach mehrfachen Versuchen mit unterschiedlichen Wirkstoffen, bei nicht sehr hohem Risiko. Bei beträchtlichem Risiko sind heutzutage PCSK9-Hemmer oft eine wirksamere Alternative.

PCSK9-Hemmer – der „Neue"

Hinter der mysteriösen Bezeichnung PCSK9 verbirgt sich ein Enzym, das in der Leber gebildet wird und die Funktion hat, die LDL-Rezeptoren, d. h. die Ankopplungsstellen an den Zellen abzubauen. Dieses PCSK9 wurde erst 2003 entdeckt. Dann wurden Antikörper hergestellt, die das PCSK9 unwirksam machen. Die LDL-Rezeptoren werden nun nicht mehr durch das inaktivierte PCSK9 abgebaut, sodass mehr LDL-Rezeptoren vorhanden sind.

Damit kann eine größere Anzahl an LDL-Partikeln an diesen Rezeptoren ankoppeln, wodurch das LDL im Blut natürlich sinkt. Solche Antikörper sind seit 2015 für die Behandlung zugelassen und momentan existieren zwei Präparate: Evolocumab und Alirocumab.

Mit diesen Substanzen lassen sich starke Senkungen des LDL-Cholesterins um 60 % erreichen. Sie werden in die Haut gespritzt, je nach Präparat und Dosierung entweder einmal im Monat oder alle 14 Tage. In einer Studie mit über 18.000 Patienten (ODYSSEY) mit Alirocumab wurde als Zielbereich für das LDL-Cholesterin ein Wert von nur 25 bis 50 mg/dl festgelegt und im Durchschnitt lag der Wert nach einem Jahr bei 48 mg/dl. Evelocumab zeigte in einer ebenfalls sehr großen Studie mit über 27.000 Patienten eine Senkung des LDL-Cholesterins von 92 auf 30 mg/dl. Diese Werte zeigen, dass unter diesen sehr wirksamen Mitteln das bereits zuvor relativ niedrige LDL in Bereiche gebracht wurde, die bei vielen Patienten bis dato kaum medikamentös erreichbar waren.

!

PCSK9-Hemmer helfen Menschen mit besonders hohem Risiko, die mit den üblichen Medikamenten nicht ausreichend behandelt werden können.

Inzwischen wurde anhand von Studien bewiesen, dass nicht nur das LDL-Cholesterin durch diese Präparate stark gesenkt wird, sondern wie erwartet auch das Risiko für Herz-Kreislauf-Erkrankungen beträchtlich sinkt (FOURIER-, ODYSSEY-Studie). Auch das, welches das Herz-Gefäß-Risiko deutlich erhöht, wird durch die PCSK9-Hemmer um bis zu 30 % reduziert.

Diese Mittel sind allerdings sehr teuer und ihre Anwendung beschränkt sich derzeit auf Patienten mit besonders hohem Risiko, die mit den üblichen Medikamenten nicht ausreichend behandelt werden können. Für diese Patienten bieten PCSK9-Hemmer eine bisher nicht erreichte Wirksamkeit: Teilweise können Patienten, die wegen einer schweren Cholesterinerhöhung eine „Blutwäsche“ (Apherese) benötigten, nun auf diese medikamentöse Behandlung umgestellt werden.

Fibrate – die Meister der Triglyceride

Diese schon älteren Substanzen kommen vor allem zum Einsatz, wenn die Triglyceride stark erhöht sind. Sie senken die Triglyceride um etwa 30 % bei gleichzeitiger Erhöhung des HDL, während das LDL nur leicht vermindert wird.

Fibrate wirken, indem sie die Umwandlung bestimmter Partikel im Blut, in denen die Lipide transportiert werden (VLDL und LDL), zu günstigem HDL fördern. Die Fibrate kommen heutzutage nur noch selten zum Einsatz, z. T. in Kombination mit Statinen. Ein bestimmtes Fibrat, das Gemfibrozil, sollte nicht gemeinsam mit Statinen eingesetzt werden.

Gallensäurebinder – noch aktuell?

Es handelt sich dabei um Cholesterinsenker, die seit Langem auf dem Markt sind und mit dem Aufkommen der Statine in den Hintergrund rückten. Wie der Name schon sagt: Sie binden die Gallensäuren im Darm. Die Leber gleicht den Gallensäureverlust aus, indem sie die Produktion von Gallensäuren aus Cholesterin ankurbelt. Dadurch sinkt das LDL um 15 bis 20 %. Eine ältere Studie aus dem Jahr 1984, also noch vor der Verbreitung der Statine, untermauerte die Wirksamkeit dieser Substanzen. Aus dieser alten Substanzgruppe wurde 2008 ein neues Präparat, das Colesevelam, auf den Markt gebracht. Als Nebenwirkung sind auch bei der Neuauflage der Gallensäurebinder vor allem Verstopfung, Blähungen, Durchfall und Übelkeit bekannt, also Nebenwirkungen des Magen-Darm-Trakts. Außerdem werden, wie bei den alten Gallensäurebindern, die Triglyceride im Blut um ca. 5 % erhöht. Ein Grund für den Einsatz dieser Medikamente kann sein, dass das LDL-Cholesterin trotz eines Statins nicht im Zielbereich liegt oder ein Statin nicht vertragen wird.

Pflanzliche Mittel auf dem Prüfstand

Viele suchen nach Alternativen zu Medikamenten gegen einen hohen Cholesterinspiegel, teils aus Furcht vor möglichen Nebenwirkungen, da pflanzliche Mittel als nebenwirkungsarm gelten. Im Folgenden erläutere ich Ihnen die bekanntesten Mittel – sowohl medikamentöse als auch pflanzliche – und bewerte sie anhand des aktuellen Kenntnisstandes.

Pflanzliche Sterole und Stanole

Während Cholesterin nur in tierischen Produkten vorkommt, bilden Pflanzen einen dem Cholesterin sehr ähnlichen Stoff, die pflanzlichen Sterole, auch als Phytosterole oder Phytosterine bezeichnet. Inzwischen wurden über 100 Studien mit ihnen durchgeführt, bei denen sich insgesamt eine Senkung des LDL-Cholesterins um ca. 10 % abzeichnet. Sie finden sich in kaltgepresstem Sojaöl und darüber hinaus in Gemüse, Obst, Samen und Nüssen. Zudem werden sie anderen Produkten wie Margarine zugesetzt, die dann mit ihrer cholesterinsenkenden Wirkung beworben werden. Zwar gibt es Bedenken gegen den künstlichen Zusatz, aber eine schädliche Wirkung wurde bisher nicht nachgewiesen.

Lediglich bei einer sehr seltenen Stoffwechselkrankheit, der Phytosterolämie, lagern sich die Phytosterole im Körper an und können daher gefährlich werden. Das gilt für mit Sterinen angereicherte Lebensmittel wie Margarine, Milch, Joghurt. Das US-amerikanische nationale Cholesterol-Programm der NCEP führt die Phytosterole als Option zur Cholesterinsenkung. Die empfohlene Menge liegt bei 2 g täglich. Nicht zu empfehlen sind sie bei Kindern, Schwangeren und Stillenden, weil hierbei keine entsprechenden Daten zur Sicherheit vorliegen. Ansonsten zählen Sterole zu den wirksamsten und nach allem, was bekannt ist, sichersten pflanzlichen Substanzen, um das LDL-Cholesterin zu senken.

!

2 g pflanzliche Sterole täglich senken das LDL um 10 %.

Policosanol

Obwohl häufiger zur Cholesterinsenkung beworben, fehlen diesem Extrakt, der meistens aus Zuckerrohr gewonnen wird, bislang Belege zur Wirksamkeit. Mehrere Studien, unter anderem auch eine deutsche, die in dem renommierten Fachjournal „JAMA" erschienen ist, lieferten keine Belege für die Wirksamkeit, sodass angesichts der Datenlage derzeit eine Verwendung nicht empfohlen werden kann.

Roter fermentierter Reis

!

Cholestin senkt das LDL-Cholesterin um ca. 20 %.

Als wirksame cholesterinsenkende Substanz im roten fermentierten Reis wurde Cholestin identifiziert. Es entspricht chemisch den Statinen (siehe Seite 141). Cholestin entsteht durch Fermentation mit einem Schimmelpilz und senkt das LDL-Cholesterin um ca. 20 %. Problematisch ist jedoch der sehr schwankende Wirkstoffgehalt der Substanz, sodass alles in allem keine Vorteile zu den üblichen Präparaten aus der Gruppe der Statine zu sehen sind und im Gegenteil die Unsicherheit in der Dosis und zudem die oft fehlende ärztliche Kontrolle gegen die Anwendung sprechen.

Artischockenblätterextrakt

Schon seit Langem werden Artischocken positive Wirkungen auf die Herzfunktion zugesprochen. Inzwischen ergaben sich zudem Hinweise für eine leichte Senkung des Cholesterins durch den Extrakt der Artischockenblätter. Dieser Effekt wird der Substanz Cynarosid zugesprochen. Zwar fehlen sichere Wirksamkeitsnachweise, allerdings sind aufgrund der schon sehr langen Erfahrung mit dem Produkt keine besonderen Risiken zu erwarten. Lediglich bei Gallensteinleiden sollte davon Abstand genommen werden, weil Artischocken die Bildung von Gallensäure fördern. Ansonsten ist die Anwendung unproblematisch und eine leichte Senkung des Cholesterins zu vermuten.

Grüner Tee

Das Risiko, an einem Herzinfarkt oder Schlaganfall zu sterben, lag bei Menschen, die täglich mehr als vier Tassen grünen Tee tranken, um über 25 % niedriger als in der übrigen Bevölkerung. Das ergab eine große japanische Studie mit über 40.000 Teilnehmern nach sieben Jahren. Als Wirkstoffe wurden im Tee enthaltene Catechine identifiziert, darunter das sogenannte EGCG (Epigallocatechin-2-gallat). Eine mäßige Senkung des LDL und der Triglyceride bei gleichzeitigem Anstieg des HDL wurden nachgewiesen, sodass vielfältige Daten für die positiven Wirkungen des grünen Tees vor allem bei Menschen mit erhöhten Blutfetten sprechen. Dabei sollten Sie den Genuss wegen des auch im grünen Tee enthaltenen Koffeins nicht übertreiben. Ansonsten ist grüner Tee eine sehr gute Möglichkeit, etwas für die Blutfette und allgemein für Gesundheit und Wohlbefinden zu tun.

!

Grüner Tee hilft über seine Catechine, die Gefäße gesund zu halten, und senkt das Infarktrisiko.

Guggul

Guggul ist das Gummiharz des Balsambaums; es wird seit Langem in der traditionellen asiatischen Medizin angewendet. Ihm wird häufig eine cholesterinsenkende Wirkung nachgesagt, die sich in einer Studie aus dem Jahre 2003 allerdings nicht bestätigte. Im Gegenteil: Unter der Substanz wurde ein leichter Anstieg des LDL beobachtet. Auch allergische Reaktionen belasten das Präparat, sodass ich seine Anwendung zur Cholesterinsenkung nicht empfehle.

Soja

Aufgrund ihres hohen Eiweißanteils von ca. 40 % sind Sojabohnen populär, aber sie können noch mehr. Wenn Sie 25 g täglich zu sich nehmen, ist eine LDL-Cholesterinsenkung von etwa 10 % zu erwarten. Das entspricht einer Risikosenkung für Herzinfarkte von 20 %. Außerdem senken sie die Triglyceride und erhöhen das HDL.

!

25 g Soja täglich senken das LDL um 10 %.

Menschen mit Birkenallergien sollten vorsichtig sein, weil Kreuzallergien auftreten können, also konkret eine allergische Reaktion auf Soja. Aufgrund der enthaltenen pflanzlichen Hormone ist auch bei Säuglingen, Schwangeren und Frauen mit Brustkrebsbelastung in der Familie Vorsicht angezeigt.

Soja ist unter anderem in Sojamilch, -joghurt und Tofu enthalten. Wegen ihrer positiven Wirkungen dürfen Sojaprodukte in den USA für ihre Effekte zur Förderung der Herzgesundheit werben – mit Genehmigung der US-amerikanischen Behörde für Lebensmittel und Medikamente (FDA). Alles in allem bietet Soja aufgrund seiner guten Daten eine interessante und empfehlenswerte Option für Menschen mit hohem Cholesterinspiegel.

Kurkuma

> !
>
> Kurkuma senkt als Nahrungsergänzung das LDL-Cholesterin um ca. 13 mg/dl und die Triglyceride.

Dieses bekannte Gewürz vermag die Blutfette risikoarm zu optimieren. Dazu sind ca. 500 mg täglich nötig, die als gut verträgliches Produkt zur Nahrungsergänzung erhältlich sind. Kurkuma senkt gemäß den vorliegenden Studien das LDL-Cholesterin um ca. 13 mg/dl und auch die Triglyceride.

Leinsamen

Bei Männern senken schon drei Teelöffel Leinsamen das LDL-Cholesterin um etwa 10 %. Diese Wirkung tritt bei Frauen nicht ein, vermutlich weil der Wirkstoff Lignan dem weiblichen Geschlechtshormon Östrogen ähnelt, und davon haben Frauen bereits größere Mengen.

Knoblauch

Allicin ist eine Substanz im Knoblauch, die eine leichte cholesterinsenkende Wirkung entfaltet. Auch gibt es Anhaltspunkte für eine gerinnungshemmende Wirkung auf die Blutplättchen, vergleichbar mit Aspirin, allerdings in leichterer Form. Für Menschen, die gerinnungshemmende Medikamente wie Aspirin einnehmen, erscheint aus diesem Grund eine höher dosierte und regelmäßige Knoblaucheinnahme problematisch. Ansonsten ist Knoblauch durch die lange Erfahrung und die angesprochenen Effekte durchaus eine empfehlenswerte Option.

Ingwer

Studien weisen auf eine leichte Senkung des LDL und der Triglyceride sowie eine Erhöhung des HDL durch Ingwer hin. Er ist aber nur für Menschen empfehlenswert, die keine blutverdünnenden Mittel einnehmen, denn ähnlich wie Knoblauch übt Ingwer eine leichte gerinnungshemmende Wirkung an den Blutplättchen aus.

!

Ingwer ist für Personen, die keine Blutverdünner wie Aspirin etc. nehmen, zu empfehlen.

JETZT SIND SIE DRAN

Die Informationen in diesem Buch sind so vielfältig, dass Sie sicherlich beim ersten Lesen nicht alle wichtigen Tipps und Fakten behalten konnten. Lesen Sie deshalb einzelne Kapitel oder das ganze Buch mehrmals, denn mit jedem Lesen werden Sie die Zusammenhänge besser verstehen und weitere Informationen in Ihrem Alltag nutzen können.

Sie haben bisher nur eine der von mir beschriebenen Maßnahmen umgesetzt? Damit haben Sie bereits einen beachtlichen Erfolg in Richtung Gesundheit erzielt. Dennoch: Bleiben Sie nicht auf der Hälfte des Weges stehen, nutzen Sie das Wissen aus diesem Buch für sich. Sie werden sehen, dass Sie in Zukunft vieles, das hier besprochen wurde, ganz automatisch ändern: Sie werden z. B. Ihre Ernährung besser planen und den Fahrstuhl öfter einmal links liegenlassen, um die Treppe zu nehmen.

Aus der Erfahrung mit vielen Patienten weiß ich, dass die meisten ihre Blutfette, ihr Wohlbefinden und ihr Leistungsvermögen durch die hier aufgeführten Strategien maßgeblich verbessert haben. Schließlich verfügen Sie jetzt über ein so umfangreiches Wissen über das Thema Cholesterin und Blutfette, dass Sie sehr gut beurteilen können, welche der vielen überall angepriesenen Mittel Ihnen tatsächlich auch helfen können und welche eher von Nachteil sind. Damit sind Sie als sehr gut informierter Laie in der Lage, selbst Ihr Schicksal in die Hand zu nehmen und die Voraussetzungen für ein langes, gesundes Leben zu schaffen.

Viel Freude und Erfolg mit den empfohlenen Maßnahmen und vor allem Gesundheit wünscht Ihnen

Ihr
Dr. med. Ramon Martinez

REGISTER

Bibliografische Information der Deutschen Nationalbibliothek
Die Deutsche Nationalbibliothek verzeichnet diese Publikation in der deutschen Nationalbibliografie; detaillierte bibliografische Daten sind im Internet über http://dnb.ddb.de/ abrufbar.

ISBN 978-3-86910-064-7 (Print)
ISBN 978-3-86910-065-4 (PDF)
ISBN 978-3-86910-066-1 (EPUB)

Fotos:
Titelbild: shutterstock/udra11
stock.adobe.com: Witthaya: 6/7; Alila Medical Media: 19; freshidea: 24; DIA: 34/35; B. and E. Dudziński: 46; sarsmis: 50; Stephanie Jud: 58; Grafvision: 69; mizina: 74; cook_inspire: 79; anaumenko: 82/83;
Jenifoto: 96; yuliiaholovchenko: 106; alexshyripa: 111; Cozine: 115; Siam: 118/119; Maridav: 121; WavebreakMediaMicro: 125; Andreas Franke: 131; roger ashford: 138/139

2. Auflage

Die Ratgebermarke der Schlüterschen Fachmedien GmbH
Hans-Böckler-Allee 7, 30173 Hannover
www.humboldt.de
www.schluetersche.de

Lektorat: Ulrike Schöber, Dortmund
Layout: Groothuis, Lohfert, Consorten, Hamburg
Covergestaltung: ZERO, München
Satz: Die Feder, Konzeption vor dem Druck GmbH, Wetzlar
Druck und Bindung: Gutenberg Beuys Feindruckerei GmbH, Langenhagen